# さわる咬合，
# さわらない咬合

今井俊広・今井真弓 ■ 著 ⋯⋯⋯⋯⋯⋯⋯⋯⋯⋯⋯⋯

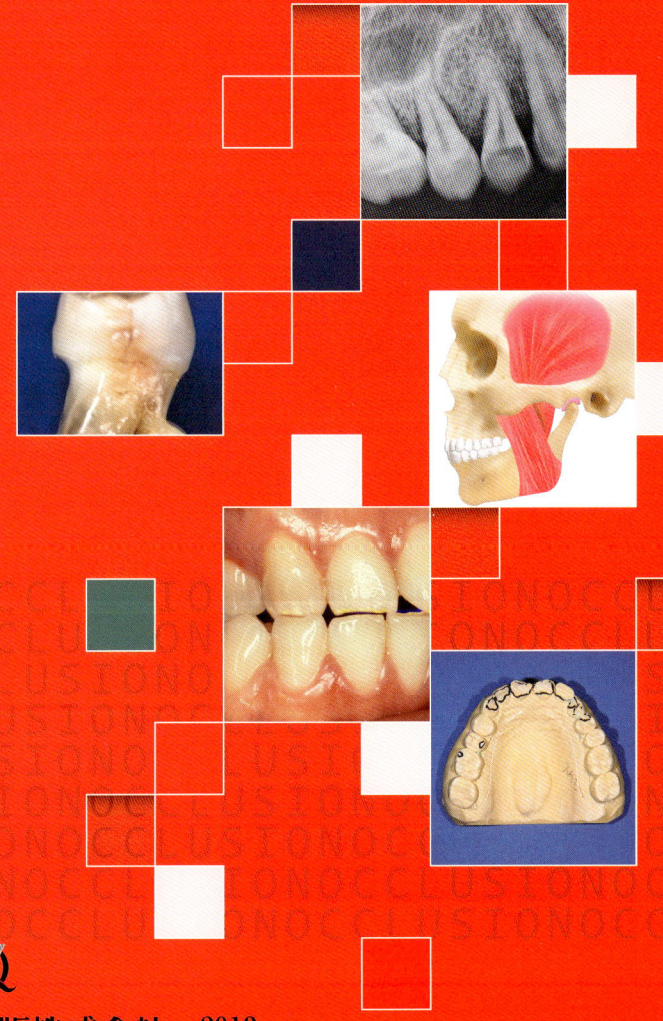

**クインテッセンス出版株式会社　2013**

Tokyo, Berlin, Chicago, London, Paris, Barcelona, Istanbul, Milano, São Paulo, Moscow, Prague, Warsaw,
Delhi, Beijing, Bucharest, and Singapore

# プロローグ

　歯科の臨床家にとって，手技(テクニック)を磨くことは必須である．しかし，手技の習得にとらわれ，診断力の習得が後回しになっては，的確な治療は望めない．

──治療計画はいくつかあり得るが，診断は1つである

とは，M. アムステルダム先生の有名な言葉である．

　習得した手技や術者の力量で，治療計画が異なる可能性もある．習得した技術に固執し，しなくてもよいことまで手をつけてしまうこともある．もちろん術者はよかれと思ってのことであるが，オーバートリートメントになることがある．患者は，診断に基づき治療計画を提示してもらい，メリットやデメリットを理解し，治療方針を選択する権利がある．当然のことだが，術者がメリットやデメリットを理解していなければ，患者に的確に提

示はできない．「知らない病気の診断はできない」ごとくである．

　筆者が2009年に出版した『臨床咬合補綴治療』では，歯冠修復治療をするならば，どのような配慮が必要か，を書かせていただいた．「さわる」ならば(咬合治療・修復治療をするならば……)，である．しかし，臨床では「さわらない」(咬合治療まですべきではない)こともある．さわらないで問題が解決するならば，生体への侵襲も少なく，メリットも多い．といっても，さわらないことだけがよいとは限らない．なんだか，わかったような？　わからないような？　と思われるかもしれない．

　「咬合をさわるべきか？さわらざるべきか？」の判断は，診断如何による．本書を読み進めていただくと，何を言わんや……がわかっていただけると確信している．

2012年12月

今井俊広・今井真弓

さわる咬合，さわらない咬合

# CONTENTS

プロローグ ……………………………………………………………………… 003
著者紹介 ……………………………………………………………………… 006

## 第1章　咬合──顎口腔系への影響

**1-1**　顎口腔系の生理的基本事項 ……………………………………… 008
**1-2**　顎口腔系の生理的観点からみた CR の定義と意義 …………… 009
**1-3**　生体の許容範囲とは？ ……………………………………………… 010

## 第2章　ブラキシズムと咬合
### ──知覚過敏，咬合痛，歯の摩耗，歯周組織への影響

**2-1**　非生理的機能によるメカニカルストレス ……………………… 012
**2-2**　ブラキシズムの原因 ………………………………………………… 014
**2-3**　パラファンクション・非生理的機能運動時の歯への影響 ……… 015
**2-4**　ブラキシズムによる歯の摩耗──咬合をさわる？　さわらない？ ………… 015
**2-5**　知覚過敏──咬合をさわる？　さわらない？ …………………… 020
**2-6**　咬合──さわるしかないのは？ …………………………………… 027

## 第3章　歯冠修復治療と咬合

**3-1**　歯冠修復治療で指標とする咬合とは ……………………………… 034
**3-2**　治療する下顎位を判断する ………………………………………… 035
**3-3**　歯冠修復治療で咬合をどこまでさわるか？ ……………………… 059

CONTENTS

## 第4章　顎関節症(TMD)と咬合

| 4-1 | 顎関節症(TMD)と咬合の関係 | 062 |
| 4-2 | TMDの原因 | 062 |
| 4-3 | TMDの治療のために，咬合はさわるか？　さわらないか？ | 064 |
| 4-4 | 咬合にさわる意義，さわらない意義 | 067 |
| 4-5 | 2mm以上の下顎の偏位 | 075 |

## 第5章　咬合感覚異和感・異常(症)と咬合

| 5-1 | 咬合異和感・咬合感覚異常(症) | 084 |
| 5-2 | 咬合感覚異常(症)の特徴 | 084 |
| 5-3 | 咬合感覚異常(症)の発症メカニズム | 088 |
| 5-4 | 咬合感覚異常(症)の患者への説明 | 090 |

| エピローグ | 091 |

| さくいん | 092 |

## APPENDIX　付録

| 付録　認知行動療法のためのシールとパンフレットの使い方 | 094 |

# 著者紹介

<ruby>今<rt>いま</rt></ruby><ruby>井<rt>い</rt></ruby><ruby>俊<rt>とし</rt></ruby><ruby>広<rt>ひろ</rt></ruby>
今井俊広

【略歴】

1979年　東北歯科大学(現・奥羽大学歯学部)卒業

1979年　原宿デンタルオフィス勤務　山﨑長郎先生に師事

1984年　米国 L. A. にて Raymond L. Kim 先生に師事
その間，University of Southern California にて
卒後研修コース受講

1987年　鳥取県米子市にて今井歯科クリニック開業
現在に至る

【主な活動】

・特定非営利活動法人日本顎咬合学会会員，評議委員，
指導医

・東京 SJCD 会員，研修コースインストラクター

・硬組織再生生物学会会員

今井真弓

【略歴】

1979年　東北歯科大学(現・奥羽大学歯学部)卒業

1979年　原宿デンタルオフィス勤務　山﨑長郎先生に師事

1984年　米国 L. A. にて Raymond L. Kim 先生に師事
その間，University of Southern California にて
卒後研修コース受講

1987年　鳥取県米子市にて今井歯科クリニック開業
現在に至る

【主な活動】

・特定非営利活動法人日本顎咬合学会会員

・東京 SJCD 会員，研修コースインストラクター

## 第1章

# 咬合
## ——顎口腔系への影響

## 1-1 顎口腔系の生理的基本事項

　咬合（歯）・顎関節・咀嚼筋は，顎口腔系の機能を営むうえで，１つのユニットとして考えなければならない．顎口腔系が生理的に安定するためには，両顎関節と咀嚼筋が生理的に健全な状態，すなわち，中心位（centric relation：以下，CR）・生理的顆頭安定位で，上下顎歯が**最大咬頭嵌合位（intercuspal position：以下，ICP）**にあることが望ましい（**図1**）．

　両顎関節と咀嚼筋が生理的に健全な状態で閉口し，特定の歯に接触があれば（早期接触），そこからICPまで下顎は偏位していく（セントリックスライド，**図2**）．

　早期接触があっても，閉口時に意識下で通常それは認識されてはいない．無意識に咀嚼筋によって下顎はICPまで誘導されている（習慣性咬合位）．このように，そのユニットでの咬合接触関係（歯）は，顎関節の顆頭の位置や咀嚼筋の動きを支配するといっても過言ではない．

## 顎口腔系の生理的基本事項

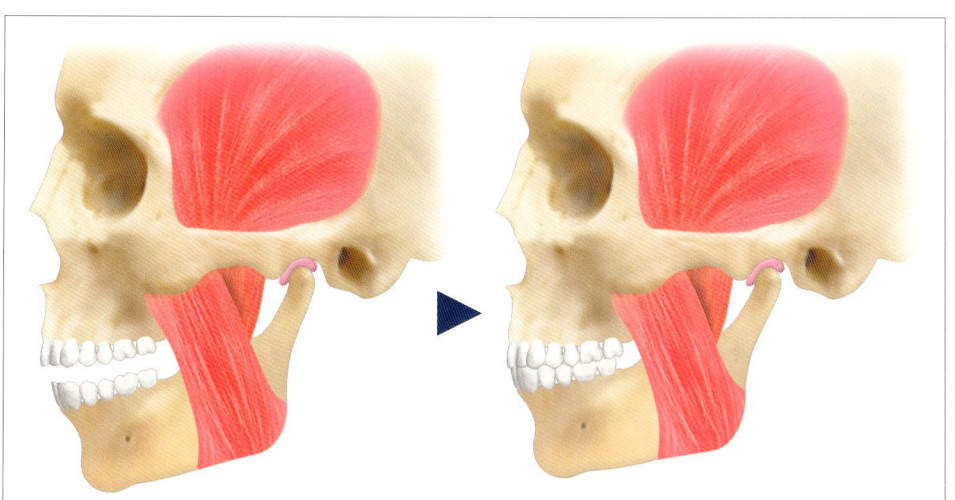

**図1**　最大咬頭嵌合位（ICP）において，咀嚼筋と顎関節が生理的状態であることが望ましい（CR・生理的顆頭安定位＝ICP）．

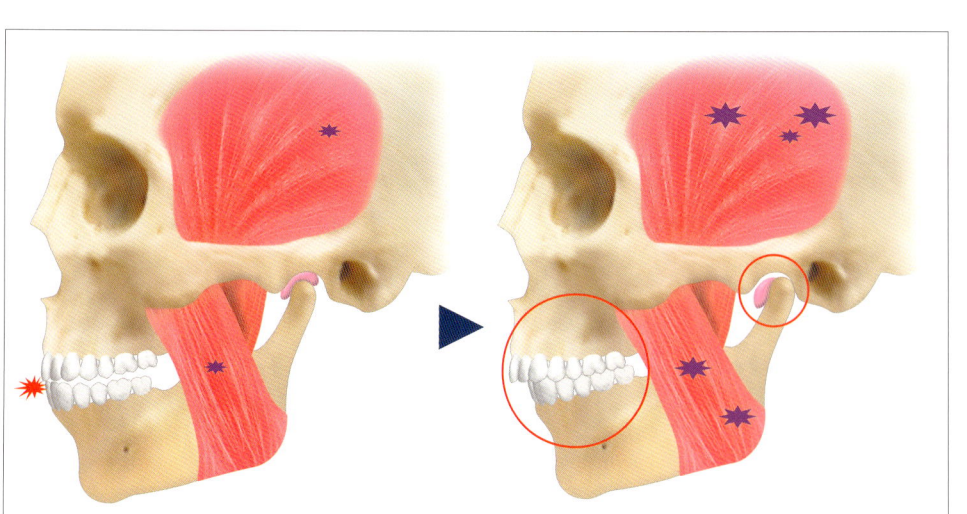

**図2**　咀嚼筋と顎関節が生理的状態で閉口したとき，一部の歯のみ接触するのが早期接触である．早期接触があると筋活性は高まってくる（左）．また，下顎は上下歯が最大嵌合する位置まで偏位する（右）．その位置で機能するのは，咀嚼筋や顎関節にとって非生理的状態での機能となり，円板の位置に問題が生じている場合などは，その偏位はさらに増加する．日常この偏位は無意識に習慣的に行われている．

## 1-2 顎口腔系の生理的観点からみた CR の定義と意義

咬合治療や修復治療の理想の咬合関係は，生理的に顆頭が安定しているときに，上下顎歯が最大に咬頭嵌合することである．では，必ず CR・生理的顆頭安定位＝ICP でなければ，病的な問題が起きるのであろうか？結論からいえば"No"である．それでは，CR はどうでもよいのかといえば，それも"No"である．

### CR の定義を考えてみよう

CR の定義は長く変遷を続けてきた．そのなかでも解剖学的見地から（**図3**），1987年の米国補綴用語集5版の「左右の顆頭がそれぞれ左右の関節窩内の前上方で，関節結節の傾斜部と対向し，かつ関節円板のもっとも薄い部分と嵌合している上下顎の位置関係」が臨床の指標として妥当と筆者らは考えている．CR の定義は，顎関節構造が解剖学的に正常な配置であることを前提としている．しかし，18～50歳で28～50％の人に関節円板の転位があるという報告（**表1**）がある[1,2]ように，関節円板の位置が正常ではなく，クリッキングがあり，CR の定義にあてはまらない患者も少なくない．その28％～50％の皆が，治療を要するような TMD の不快症状を訴えるわけではない．TMD を訴えるのは，ほんの数％であろうと思われる．厳密に解剖学的に正常な状態ではなくとも

**表1** 疫学的調査の結果を参考にすると，成人で30％前後の人にクリッキングが認められている．3人に1人は円板が定位置にないと考えられる．

| 文献 | 年齢（歳） | クリック（％） |
|---|---|---|
| Bernal, et al, 1986 | 3～5 | 5 |
| Nilner, et al, 1981 | 7～14 | 8 |
| Nilner, et al, 1981 | 15～18 | 14 |
| Solberg, et al, 1979 | 18～23 | 28 |
| de Laat, et al, 1985 | 22～28 | 30 |
| Relder, et al, 1983 | 40～49 | 50 |
| Osterberg, et al, 1979 | 70 | 37 |
| Morris, et al, 1992 | 83 | 20 |

### 中心位

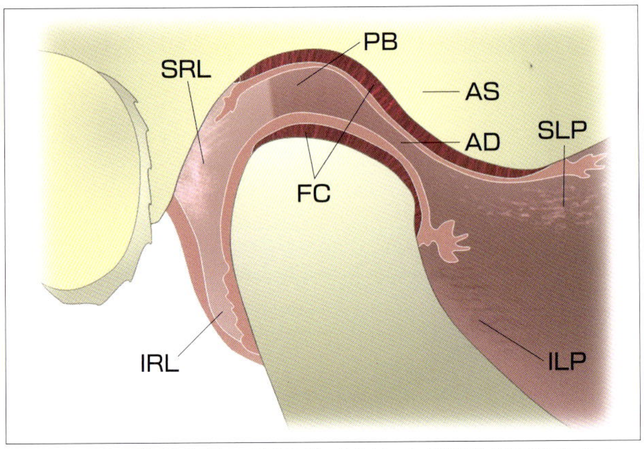

**図3** 顆頭の線維軟骨の被覆部に相対した解剖学的構造からも，顆頭は関節窩内で前上方に位置するという見解は妥当性がある．**AS**：関節隆起関節面．**AD**：関節円板中央狭窄部．**PB**：関節円板後方肥厚部．**SRL**：関節円板後部組織上層．**IRL**：関節円板後部組織下層．**SLP**：外側翼突筋上層．**ILP**：外側翼突筋下層．**FC**：線維軟骨．＊参考文献9より作図

（関節頭に対して関節円板が介在していない状態），生体には許容し適応できる範囲（生理的顆頭安定位）がある．そのため，筆者らは「中心位（CR）・生理的顆頭安定位」と併記して用いている．生理的に顆頭が安定した位置は，左右咀嚼筋が生理的に機能して導く位置（再現性のある位置）でもある．

ここで，話を戻してみよう．咬合・修復治療の理想的な下顎位は「中心位（CR）・生理的顆頭安定位のときに ICP」である．あくまで理想の位置ではある．すべての治療にこの理想を当てはめて治療を行うとは限らず，**「CR・生理的顆頭安定位≒ICP」でも生体は適応できる．しかし，この「≒」とは，どの程度であろうか？　どこまでを許容範囲とするのか？**　というように，"だいたい"という言葉では目安がない．やはり，目標とする基準が必要である．それが指標である．その指標は「CR・生理的顆頭安定位＝ICP」である（**図1**）．では，つぎに，生体の許容範囲について考えてみよう

## 1-3 生体の許容範囲とは？

　CR・生理的顆頭安定位で ICP となっている人は，10～14%[3~5]，他の文献では 5～10%[6]と，一致している人のほうが少ない．また，Proffit らの報告では95%の人は何らかの不正咬合を有している[7]というように，完璧な咬合状態の人のほうが少ないといわれている．

　咬合の問題が生じている患者もいれば，理想的な咬合を有していなくとも，とくに問題を訴えていない患者もいる．許容範囲の個体差であったり，また同一個体であっても，許容範囲のレンジは体調などで日によって，さらには加齢によっても変わってくる．口腔内細菌によるリスクファクターもある．そこで，下記の咬合の生理的ステージで分けて考えるとわかりやすい[8~10]（**図4**）．

　これら生体の生理的ステージで捉える必要から，咬合も「さわるべき咬合」と「さわるべきでない咬合」の判断が必要となってくる．

　咬合を学びはじめると，若い先生はすべてを完璧にしたがる傾向がある．咬頭干渉や下顎偏位など，咬合の不備があると，主訴の症状にこれら以外の原因が複合しているかもしれないのに，原因は咬合単一と考えたがる．そして歯を削ってしまうことが多い．近年，咬合の適正荷重，過剰な負荷（メカニカルストレス），中枢神経系との関連などが科学的に解明されてきており，**歯の接触のみを見るのではなく，生体の生理的ステージで判断されるべき症例もある**ことがわかってきた．これから本書で，各事例を提示していく．

## 咬合の生理的ステージ

**生理的咬合**

下顎運動の解剖学的均衡と生理的機能が調和した状態で，咬合異常に起因する病的変化がみられない咬合状態（症状がないからといって，理想咬合であるとはいえない）．

**非生理的咬合**

下顎運動の解剖学的均衡と生理的機能の調和がなされず，咬合異常に起因する病的変化や症状が存在する咬合状態．

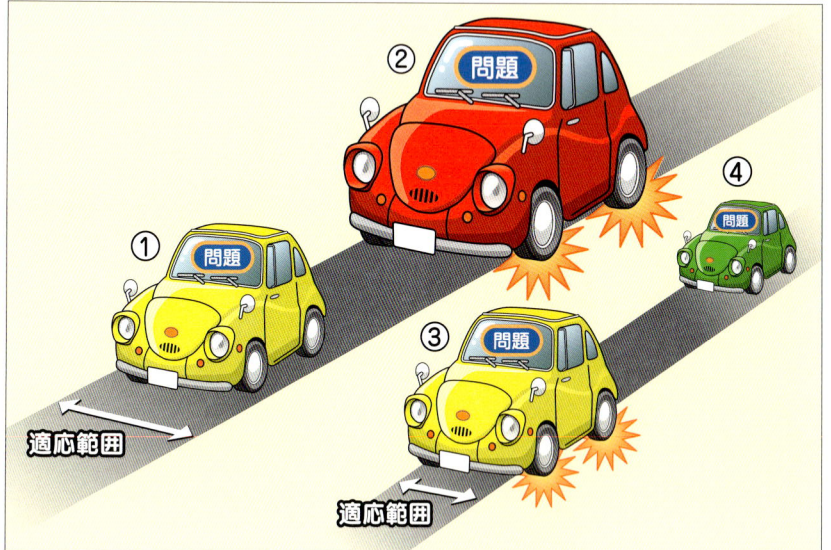

**図4**　生理的咬合と非生理的咬合．人は多少の問題①があっても，生体の適応能力で順応し，不快症状は生じない．しかし，不適切な修復物の装着やパラファンクションなどで問題が増大②すると，車が脱輪するがごとく不快症状が生じる．また，体調の低下やストレスなどで抵抗力が低下すると，同じ問題③であっても，不快症状が生じる．治療をするならば，可能な限り問題は小さくする④努力が必要である．

### 参考文献

1. Okeson JP. Management of temporomandibular disorders and occlusion. 4th ed. St Louis: Mosby-year Book, 1998.
2. Okeson JP・著．藤本順平，山本健一，岡野昌治，菅野英也，千ヶ崎乙文・監修．口腔顔面痛の鑑別診断と治療．歯界展望 2001；97（2）：301-322.
3. McNeill C. Sience and practice of occlusion. Chicago: Quintesence, 1997.
4. Beyron H. Optimal occlusion. In: Ramford SP, Ash MM(eds). Symposium on occlusion. Dent Clin North Am 1964；22：27-41.
5. Rieder CE. The prevalence and management of mandibule of mandibular displacement in a survey population. J Prosthe Dent 1978；39：324-329.
6. Piehslinger E・著，佐藤貞雄，石川達也，青木聡，渡邉誠，豊田實・訳．臨床家のための歯科補綴学．東京：クインテッセンス出版，2007.
7. Proffit WR, Epker BN, Ackerman JL. Systematic description of dentofacial deformities: Vol.1. Philadelphia: Saunders, 1980：105-154.
8. 山崎長郎・監修，今井俊広，今井真弓ら．別冊 the Quintessence 臨床咬合補綴治療の理論と実践．東京：クインテッセンス出版，2003.
9. Guichet NF. Occlusion. Denar Corp, 1970.
10. 山崎長郎，本多正明．臨床歯周補綴II．第一歯科出版，1992.

第2章

# ブラキシズムと咬合
## ——知覚過敏，咬合痛，歯の摩耗，歯周組織への影響

| 2-1 | **非生理的機能によるメカニカルストレス** |

## 非生理的機能によるメカニカルストレス

**図1** ブラキシズムにおける問診からの症状の発現率. ブラキシズムのある患者で咬合痛・冷水痛をみると, 40%前後の割合で認められている. ＊参考文献1より引用

ブラキシズム群における問診からの諸症状の発現率

（肩こり／頭痛／筋の圧痛／耳症状／家族からの指摘／ストレスを感じやすい／顎関節症状／咬合痛／冷水痛／睡眠）
あり／なし／浅眠／快眠／不眠

## ブラキシズム

ブラキシズムと知覚過敏や咬合痛との関係を示す調査結果がある[1]（**図1**）. ブラキシズムなどパラファンクション時に, 咬頭干渉がある歯に主に症状が生じることが多いことから, 知覚過敏や咬合痛と, 咬合とのかかわりが示されている. 臨床では, そのような患者の咬合を「さわるか, さわらないか」という判断が必要となる.

国際睡眠関連疾患分類では, 睡眠中ブラキシズムに関して睡眠関連運動異常症と分類した[2〜4]. 一方, AAOP（American academy of orofacial pain）と JPO（journal of prosthetic dentistry）では, 睡眠中ブラキシズムを, 歯をきしませる運動, 歯ぎしり, 臼摩運動（グラインディング）, かみしめ（クレンチング）に細かく分けているなど, 睡眠中ブラキシズムの分類は統一されてはいない. 本書では, 分類としてではなく, 顎運動・運動癖について以下に提示してみる.

## 生理的機能と非生理的機能

顎口腔系の顎運動・運動癖には, 覚醒時の「生理的機能」と「非生理的機能」がある（**表1**）.

咀嚼などの歯と歯の接触により, 顎口腔系にはメカニカルな力が加わるが, 適正な荷重の範囲で機能し, 諸器官（歯・顎関節・咀嚼筋）が適切に協調しあえる状態であれば, 顎口腔系の安定は保たれる. 諸器官が協調していない状態であれば, 咀嚼による力も負荷, つまり「メカニカルストレス」となる.

しかし, 顎口腔系に加わるメカニカルストレスの多くは, 咀嚼ではなく, ブラキシズム, クレンチング, **歯牙接触癖**（tooth contacting habit：以下, TCH）[18]によるこ

**表1** 生理的機能と非生理的機能.

| 生理的機能 | 咀嚼機能, 発音 | |
|---|---|---|
| **非生理的機能** | 覚醒時の非生理的機能運動 | 臼摩運動<br>クレンチング<br>歯牙接触癖（TCH）<br>口腔習癖 |
| | 睡眠中の非生理的機能運動 | 睡眠中ブラキシズム<br>睡眠中クレンチング |

表2　「正常機能活動」と「異常機能活動」との対比．睡眠中ブラキシズムやクレンチングの力は，平均的生理的機能時の約6倍の咬合力となる．＊参考文献5，6，21より引用

| 要素 | 正常機能活動<br>オルソファンクション | 異常機能活動<br>ブラキシズム・クレンチング<br>（パラファンクション） |
|---|---|---|
| 咬合力 | 12kg /cm²[注] | 74kg /cm² |
| 歯の接触下顎位 | 咬頭嵌合位 | 咬頭嵌合位・偏心位 |
| 歯の接触時間 | 15〜20分 / 日 | 2〜162分 / 日 |
| 筋の状態 | 生理的 | 非生理的 |
| 保護反射の有無 | 有 | 無 |
| 情動変化の影響 | 無 | 有 |

注：Gibbs, Lundeen らの報告[21]による．7 6 5|5 6 7／7 6 5|5 6 7のバイトプレートを模型でつくり，gnathodynamometerで20人測定した平均値162ポンドを1cm²あたりに換算した値．

とが圧倒的に多い．睡眠中ブラキシズムやクレンチングのメカニカルストレスは，平均的生理的機能時の最大約6倍の咬合力となること[5,6]でも（表2），そのメカニカルストレスの影響がわかるであろう．TCHは，加わる力は小さいが，長時間，何度も頻繁に繰り返されることにより，組織に外傷をもたらすほどの負荷となる（微小性外傷）．これらメカニカルストレスが顎口腔系諸器官に及ぼす影響は，1か所へとは限らず，複数の器官に及ぶこともある（図2）[7]．

本章では，ブラキシズム症例に対して「さわる咬合」「さわらない咬合」を提示する．ブラキシズムの要因を知ることと，防御が可能か否かを知ることから始めよう．

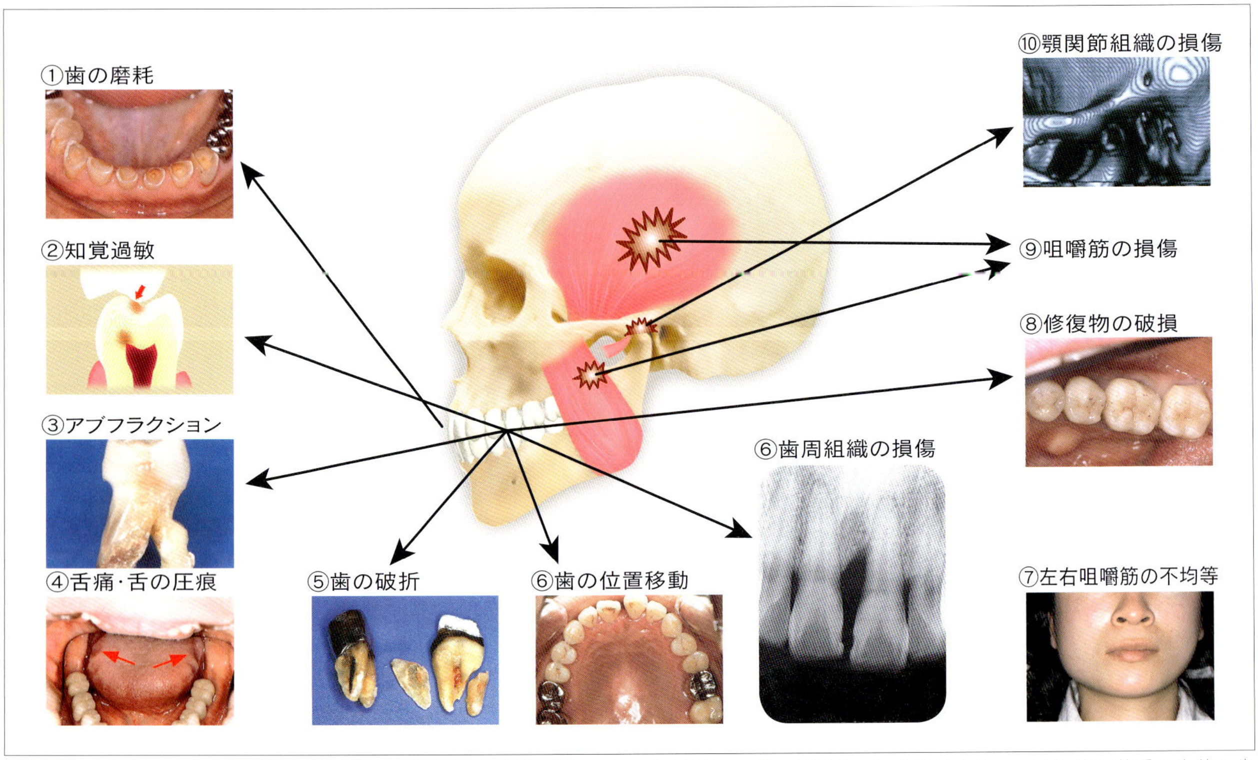

①歯の磨耗
②知覚過敏
③アブフラクション
④舌痛・舌の圧痕
⑤歯の破折
⑥歯の位置移動
⑥歯周組織の損傷
⑦左右咀嚼筋の不均等
⑧修復物の破損
⑨咀嚼筋の損傷
⑩顎関節組織の損傷

図2　メカニカルストレスが顎口腔系諸器官に及ぼす影響．歯に加わった荷重は，顎口腔系諸器官が受け止める．生理的な荷重は生体の生理的適応と修復機能で補えるが，過剰なメカニカルストレスとなれば諸器官に悪影響を及ぼす．

## 2-2 ブラキシズムの原因

かつて，ブラキシズムの原因は咬合とされていた．しかし，科学的に解明されるにつれ，睡眠時ブラキシズムは，睡眠中の生理的状態に関連した中枢神経系の活動によることが明らかになってきている．睡眠時ブラキシズムの時間は日によって異なる．なぜならば，体調や精神的ストレスなどの影響により，日によって筋活動も異なるからである（**図3a**）[8]．ストレスにより異常習癖も増すことがあり，長期間続くと，その悪影響は連鎖となって増幅する（**図3b**）．実験的に咬合干渉をつくり，咬合との関連を示している論文もあり（**図4**）[9]，そこではストレス時の筋活動の増加などの中枢性の要因に加え，咬合の要因が加わると，咬合が主原因ではないとしてもブラキシズムが増長する可能性を示していた．干渉を除去することで，睡眠時のブラキシズムは多少減弱するかもしれないし，干渉歯への頻繁なアタックは解消されるかもしれないが，ブラキシズムを完全に消失させる有効的な方法は，現時点で歯科的にはないといってよい．

ナイトガードでブラキシズム時間を減少する効果が認

### ブラキシズムの原因

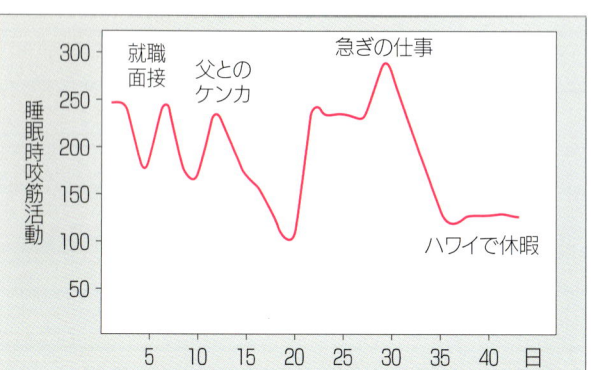

**図3a** 睡眠中の筋活動とストレスの関係．ストレス精神状態での睡眠時に，明らかに咬筋の筋活動が上昇している．＊参考文献8より引用

められているが，その効果は約2〜3週間で消失するという[2]．ナイトガードの効果は，歯や歯周組織への保護，顎口腔系諸器官へのメカニカルストレス回避と捉えるべきであろう．

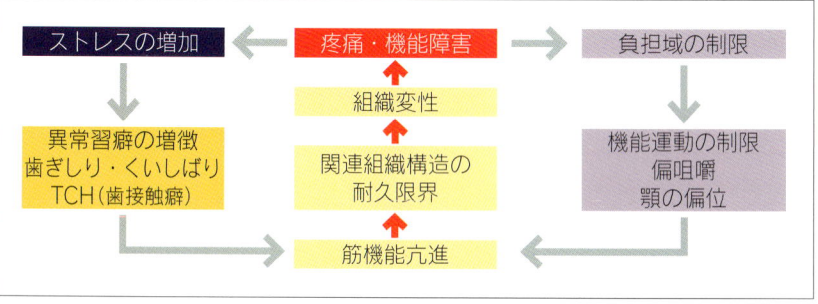

**図3b** ストレスや体調の変化など，何かが原因で始まったブラキシズム・クレンチング・TCHが，抵抗性の低下した組織に刺激となる．このサイクルを認知し対処しなければ，悪循環を繰り返し悪化することとなる．

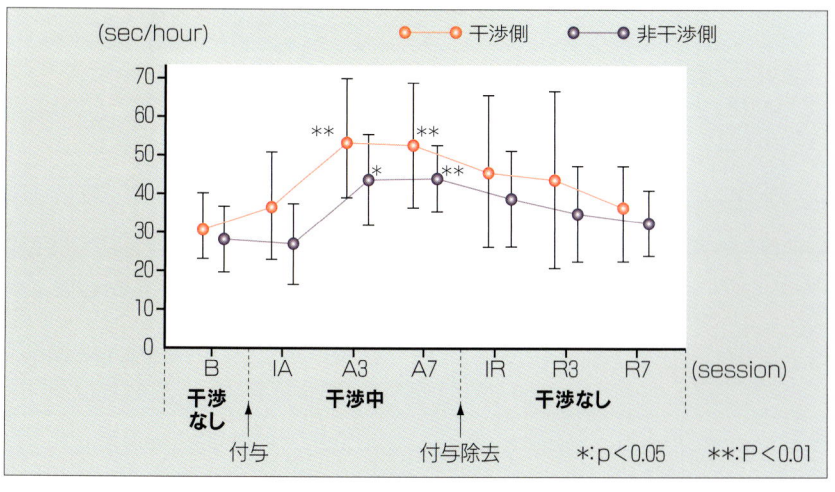

**図4** 咬頭干渉を与えた実験．実験的咬頭干渉付与前（B），付与後（1A），除去後（1R）における睡眠中のブラキシズム発現時間．干渉付与後は明らかにブラキシズムが増加し，干渉除去後は収束している．＊参考文献9より引用

## 2-3 パラファンクション・非生理的機能運動時の歯への影響

歯の支持組織は，歯軸に対して垂直な力には比較的耐久性がある．咀嚼と嚥下の生理的機能活動で，下顎は垂直方向に動く．歯に作用する方向も，問題がなければ垂直方向である．しかし，力の方向が偏位したり，接触の回数・量の増加などが，歯および支持組織に対して損傷を起こす可能性がある．歯にとってメカニカルストレスとなる歯の接触を**表3**に示す．

パラファンクションの歯や歯周組織への影響には，
①歯の摩耗
②知覚過敏
③楔状欠損（アブフラクション）
④歯冠，歯根破折
⑤修復物の破損
⑥歯の咬合痛
⑦歯の支持組織の損傷
などがあげられる．

### パラファンクションの歯への影響

**表3** 歯にメカニカルストレスとなる歯の接触．メカニカルストレスとなる歯の接触は，上下顎歯のさまざまな動きが原因である．咀嚼などの意識下の機能時よりも，パラファンクション時の歯の接触が多大な負荷となる．

| | |
|---|---|
| **1．CR-ICP の スライドでの負荷** | ①早期接触を受け止める負荷<br>②CR-ICP のセントリックスライドを受け止める負荷 |
| **2．機能時の咬頭干渉** | ①作業側での干渉<br>②非作業側での干渉<br>③前方運動での干渉<br>④前側方運動（①〜③の中間運動）での干渉 |
| **3．パラファンクション** | グラインディング，クレンチング |

＊1，2は咬合調整や歯冠修復治療でコントロール可能

---

## 2-4 ブラキシズムによる歯の摩耗──咬合をさわる？ さわらない？

咀嚼時の顎運動は，「上下顎歯が接触するかしないかの一瞬で，速やかに離れる」という動作の繰り返しであるため，歯は水平的・直線的な摩耗はしない．たとえば"するめ"をぎゅっと咬みこむ動作であっても，歯と歯の間には食材が存在しているため，歯はそんなに摩耗しない．生理的機能活動時の最大咬合力は約12kg／cm²，非生理的機能活動時の最大咬合力は74kg／cm²と，その差は非常に大きい（前述**表2**）[5,6]．このように，パラファンクションで多大な力で歯同士が擦れあわないと，**図5**のような平面的な摩耗は生じない．

では，咬合との関連はどうであろうか？

**対処**：歯の摩耗だけが主訴であれば，咬合はさわらない．基本的に歯は削らない．ナイトガードや add on 調整[19]（add on adjustment：盛り足す咬合調整）で防御を考えるべき！ ただし，前歯に審美的な問題が生じている場合

### 歯の摩耗を主訴に来院されたら

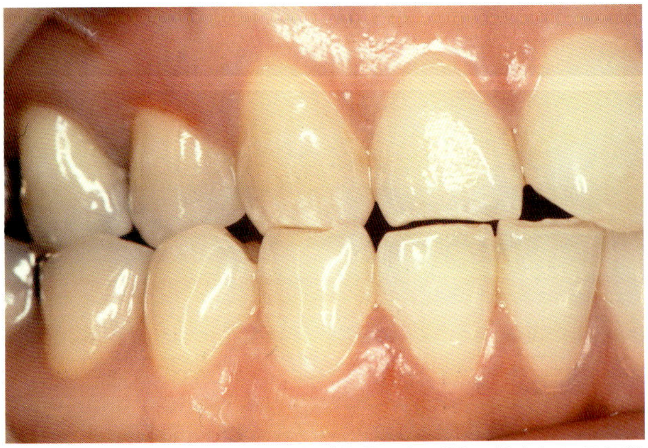

**図5** 歯の摩耗．咀嚼は歯と歯が接触した瞬間に離すという反射的動作であるため，歯が水平的に削れるような動きはしない．多大な力で歯同士が擦れ合わないと，このような水平的摩耗は起きない．

## レジン充填で add on 症例

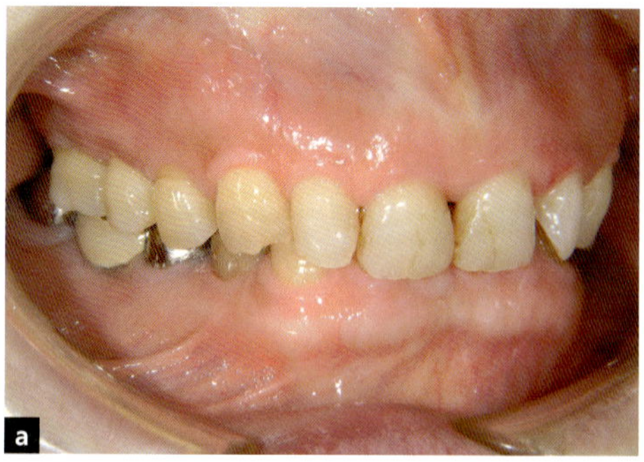

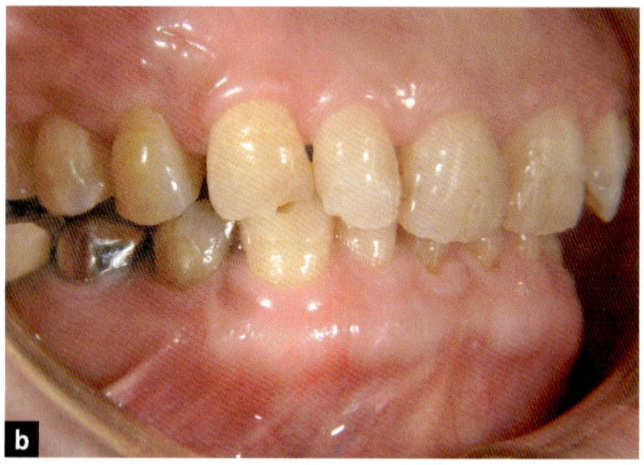

**図6a** 「歯が欠けてくる」との歯の摩耗と冷水痛が主訴．ブラキシズムによる歯の摩耗が著明である．本人は欠けた 3| が冷水痛と思っていたようだが，知覚過敏は 4| であった． 5| も若干知覚過敏があった．

**図6b** かつては犬歯誘導であったと思われるが，犬歯の摩耗が激しく 5 4| に干渉が生じている．

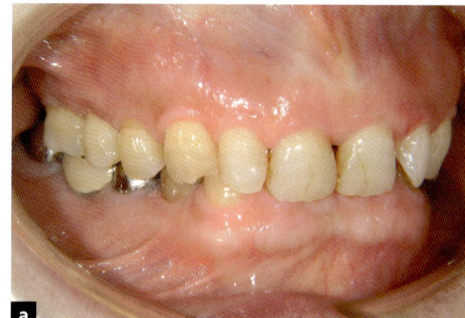
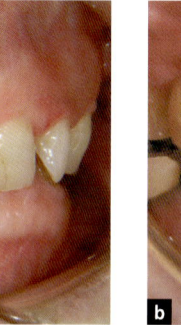
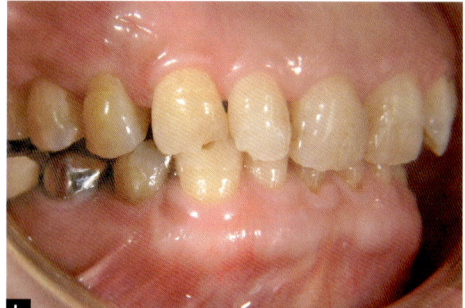

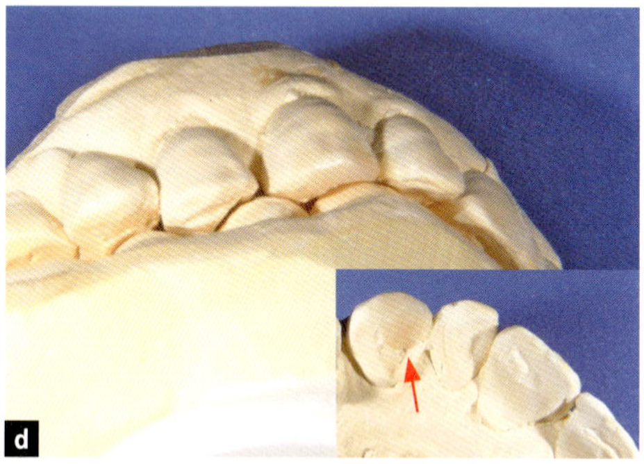

**図6c** エックス線写真所見から， 5 4| の歯根膜が拡大し，揺さぶりの力が加わっているのがわかる．

**図6d** 5 4| の干渉部を削合すると， 6| に干渉が生じるため， 3| のコンポジットレジンによる add on（盛り足す咬合調整）を計画し，模型上で wax up を行った．

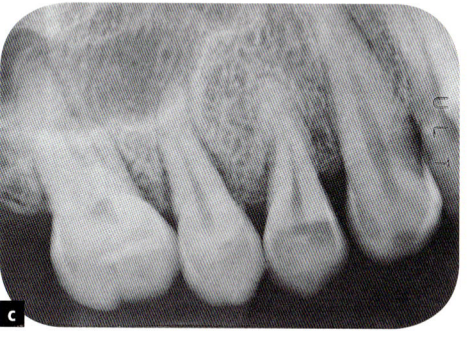
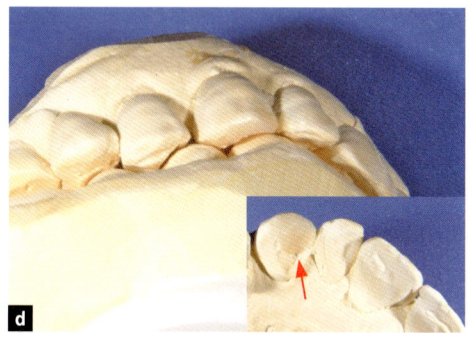

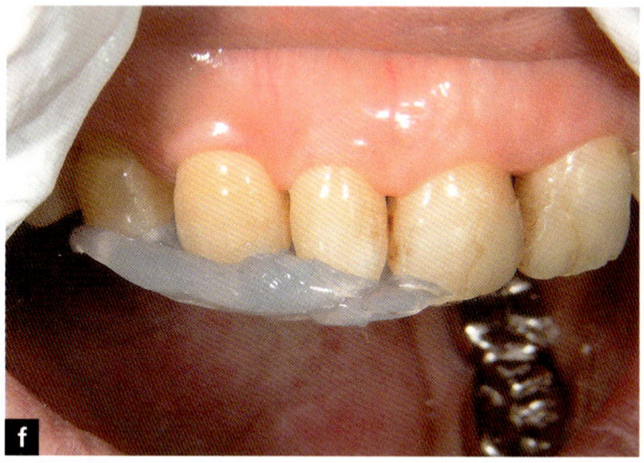

**図6e** add on のコンポジットレジン充填のためのシェルの作成．

**図6f** シェルを利用し，コンポジットレジンにより add on する．

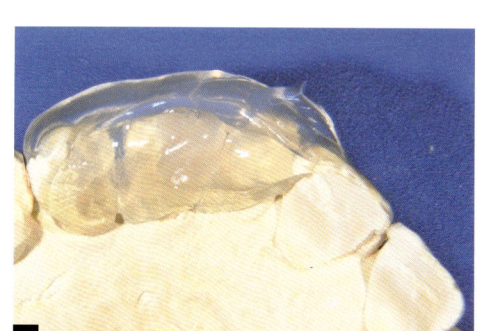
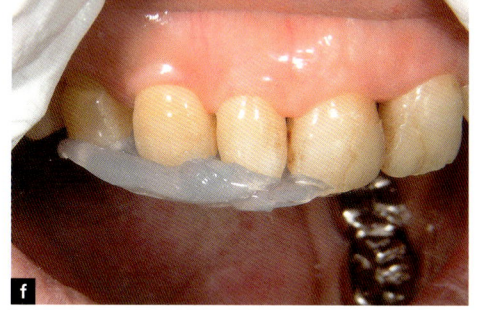

は希望により対処する．

◆ **第一選択は認知行動療法（図8e）とスプリント療法（ナイトガード）**

◆ **第二選択は add on の足す咬合調整（図6〜9）**

◆ **第三選択で削合の咬合調整**

◆ **第四選択として歯冠修復治療（図10）**

である．

### レジンで犬歯誘導を回復した症例（図6a〜i）

主訴は「歯が欠けてくる」歯の摩耗と，冷水痛（5 4|）である．

誘導歯の 3| が摩耗し， 5 4| が側方運動時に干渉するようになり，それが負荷となったようで，歯根膜が拡大し，揺さぶりの力が加わっているのがエックス線写真でも確認できた（図6c）． 3| が欠けてきたのでそれで冷水痛が 3| に起きてきたと思ったようである．冷水痛は過去にも何度か感じたが，どの歯かわからなかったという． 3| の摩耗が気になるようであるが，冷水痛が顕著なのは 4| である． 5 4| の歯根膜は拡大し，このままでは歯周病の進行にともない，部位特異性に歯槽骨の吸収が加速する可能性がある．これは歯の存続にかかわってくる． 5 4| に咬頭干渉が生じているため，干渉部を削合す

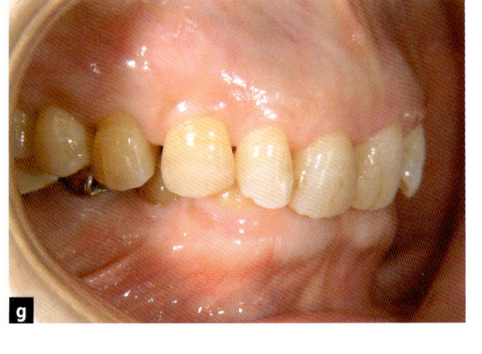

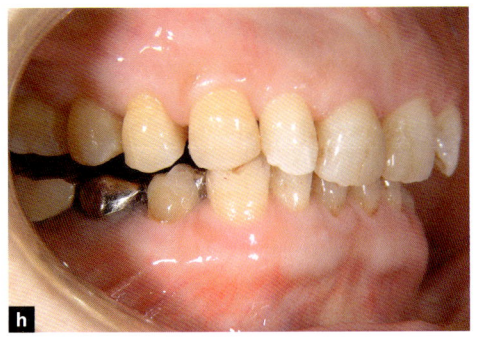

**図6g,h** 術後の状態と側方運動時．犬歯誘導により <u>6 5 4</u>| の臼歯離開が達成されている．

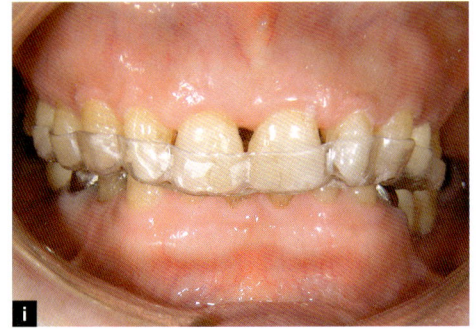

**図6i** 冷水痛も解消している．多くの歯のこれ以上の摩耗の対策と，<u>3</u>|レジン充塡の保護のため，オクルーザルスプリントをナイトガードとして使用することは必須である．

＊**ナイトガード**：夜間の非機能運動時に歯を守ることを目的としたオクルーザルスプリントを本書では「ナイトガード」と表記する．

るか，犬歯に add on 調整するかが必要になる．<u>3</u>| が欠けたことが主訴でもあるため add on を選択したが，それだけではなく，犬歯誘導に調整するほうが，臼歯の干渉部を削合・調整するよりも簡便であるという利点もある．<u>4</u>| の干渉の強い部位を削合すれば，<u>5</u>| の干渉が強くなる．さらに <u>5</u>| を削れば <u>6</u>| に干渉が出る可能性がでてくるというように，調整は煩雑となる．

　また，犬歯誘導にすることにより筋活動の低下が期待できるという利点もある．筋活性の見地から，グループファンクションドオクルージョンより犬歯誘導のほうが

筋活性が少ないからである（**図7**[10]，**図8，9a**）．**図6a〜i** では，多くの歯に摩耗があり，若いころのような歯冠形態を回復するには，多大な時間と労力とお金も必要となるであろう．しかし，患者本人にそれほどまでの希望はなかった．ナイトガードでの対処をお勧めしたが，このような状態でもなおブラキシズムの習慣に懐疑的であった．主訴であった欠けた <u>3</u>| の add on 調整だけで，何もいじっていないのに <u>5 4</u>| の知覚過敏が解消し，咬合関与を納得していただき，ナイトガードを製作した．

　犬歯誘導にしてもブラキシズムがなくなるのではない

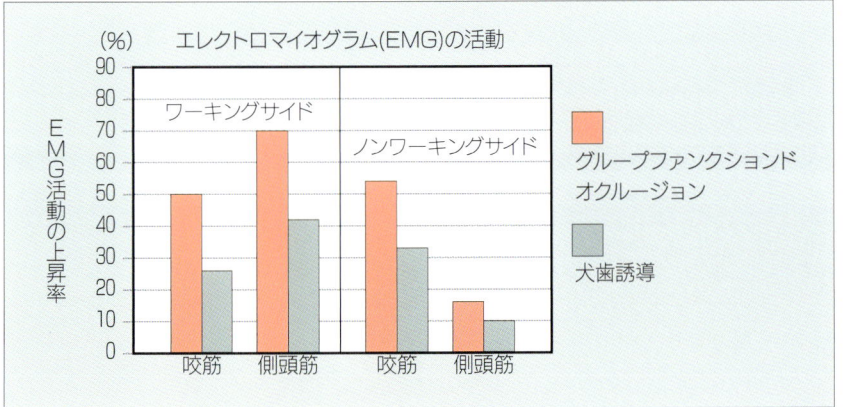

**図7** 犬歯誘導の合理性．エレクトロマイオグラム（筋電図）による研究であるが，筋活性の見地から，グループファンクションより犬歯誘導のほうが筋活性が少なく，合理性が明らかである．＊参考文献10より引用

**017**

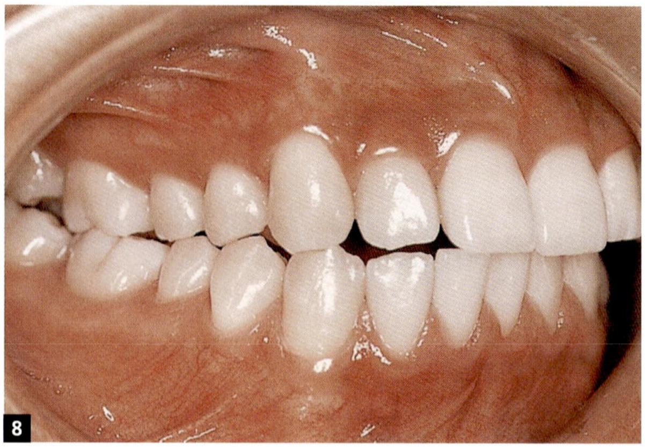

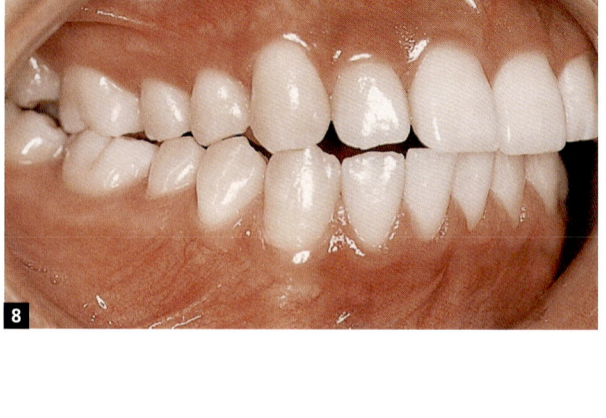

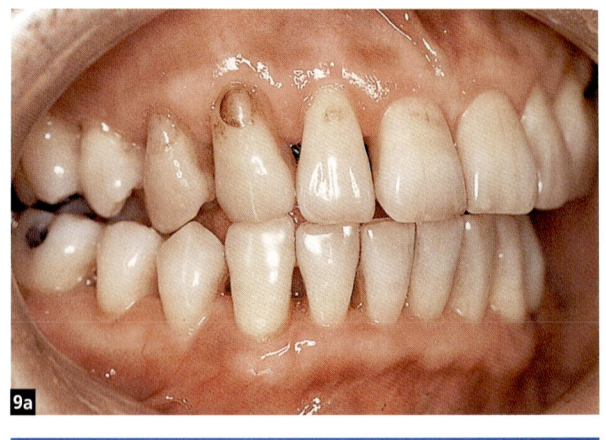

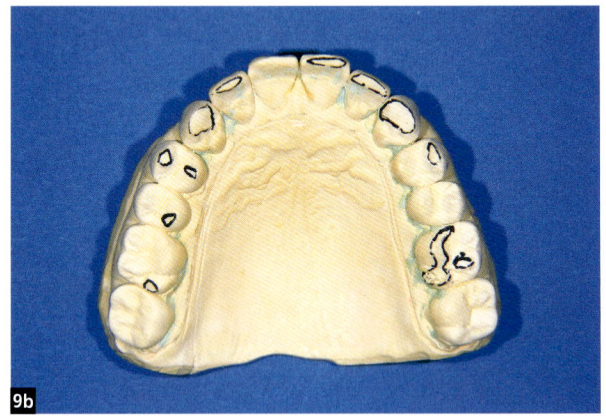

**図8，9a,b** 歯の摩耗状態．グループファンクションドオクルージョンの症例（**図8**）は19歳であるが，犬歯誘導の40歳の症例（**図9a**）よりも臼歯の摩耗が激しい．犬歯誘導は筋の活性からも合理的であるとともに，臼歯の保護をしている．しかし，犬歯誘導であってもブラキシズムは起きる．犬歯の摩耗が進むと臼歯に干渉が起き（**図9b**），急速に摩耗は進展する．**図9a,b**の症例ではナイトガードでの対処．add on は行っていない．

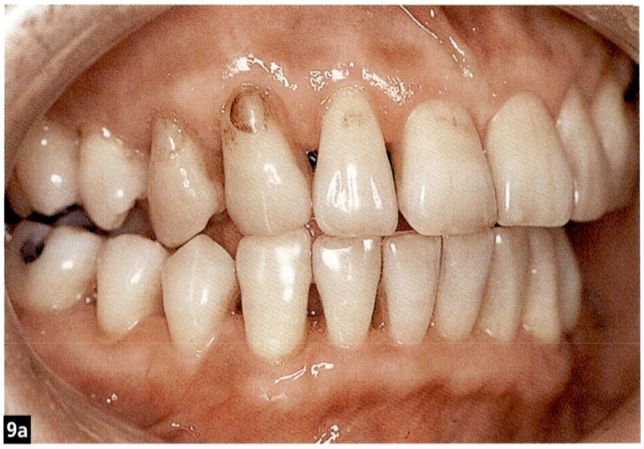

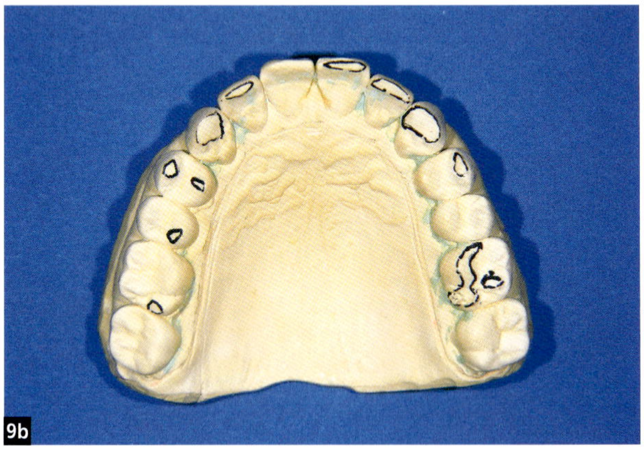

が，アンテリアガイダンスが削れると症状が急速に悪化・進行する（**図9b**）[11]ことからも，add on による犬歯誘導の回復の有効性は認められる．

治療は，**認知行動療法（無意識に行っている行動が要因の可能性があるため，それらを認識していただく．そして，日常生活で気をつけていただく）**を行い，add on 調整で犬歯誘導を回復させ，ナイトガードを製作した．歯周治療はもちろんである．

### 補綴治療で対処した症例（**図10a～f**）

主訴は前歯の審美回復（摩耗により徐々に欠けてきてい

る，**図10a～c**）．

口蓋に骨隆起も認められ，メカニカルな負荷が加わっていたと推測された．模型で確認すると，前方に下顎が動き，摩耗がみられる．歯質が摩耗して薄くなるたび欠けていったようである（**図10d**）．前歯の審美性に問題が生じており，それが主訴となっているため，「さわる」しかないであろう．しかし，術後は装着した修復物を守るためにもナイトガードが必要となる（**図10f**）．

**図10e**は術後9年目の口腔内であるが，ナイトガードのおかげもあってか，事なきをえている．

## 歯冠修復治療で修復症例

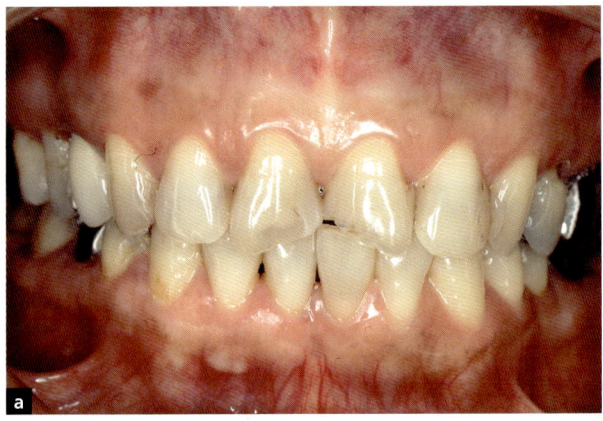

**図10a〜c**　術前の正面観で前歯がかなり欠けてきているのがわかる．上顎の口蓋の骨隆起からも，メカニカルストレスが上顎に加わっていたのが推測できる．

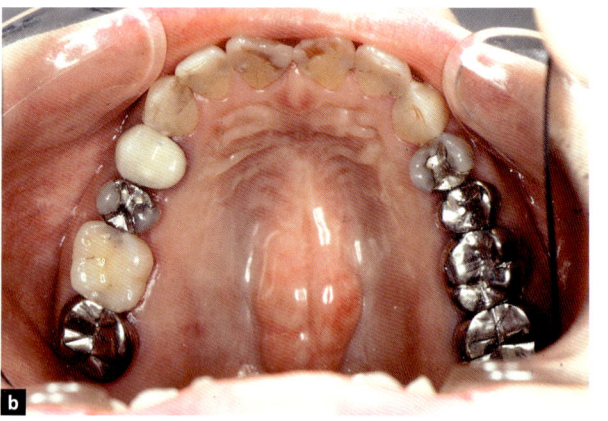

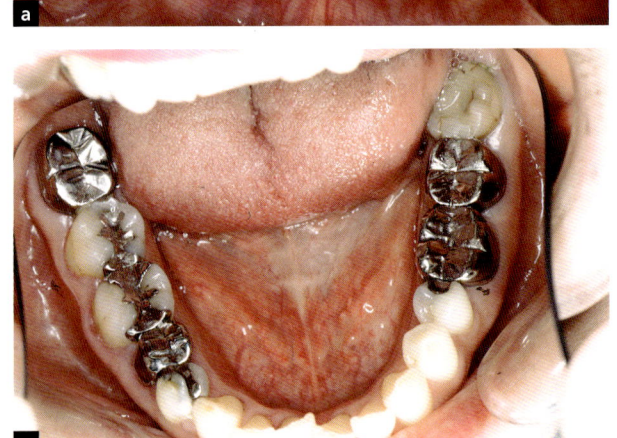

**図10 d**　模型でみると前方に向かう垂直型のブラキサーであることがわかる．摩耗して歯質が薄くなったところが徐々に欠けていっている．歯冠の形態回復が主訴であり，歯冠修復治療を行わなければならない．装着時の調整では，前方運動のみならず，前側方運動・側方運動時に 1|1 が単独で誘導したり，干渉したりしないよう配慮する．

**図10e**　術後9年目の写真であるが，ナイトガードにより歯冠修復物の破損はまぬがれている．

**図10f**　ナイトガード装着時．

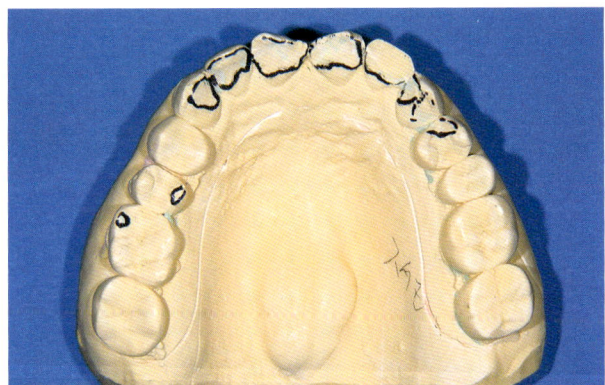

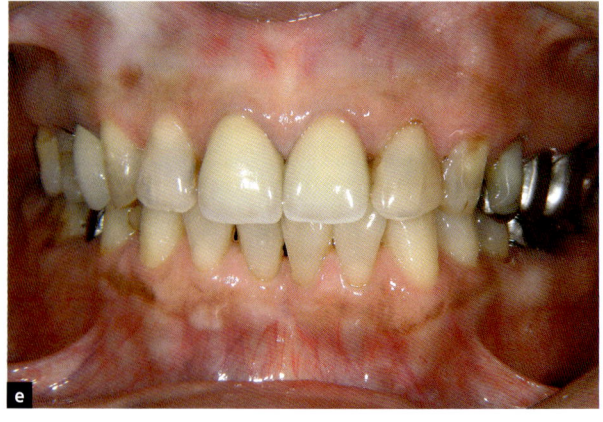

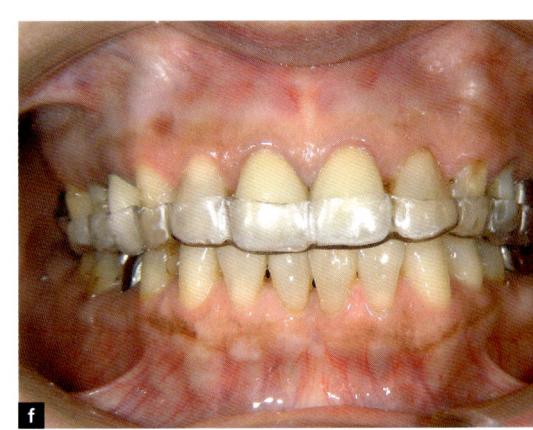

**019**

## 2-5 知覚過敏──咬合をさわる？　さわらない？

### 知覚過敏と咬合

知覚過敏の原因は，
①咬合によるメカニカルストレス（**図1**参照）
②プラークコントロールの不備
③酸性食品の過剰摂取
④頻繁な嘔吐

⑤研磨効果の高い歯磨材やホワイトニング剤の使用
などである．

知覚過敏の症状は，歯根露出部，楔状欠損部など露出象牙質で起きる．象牙細管内液の移動と痛みに関する様式を（**図11a, b**）[12]に示している．知覚過敏は冷水痛や摩擦刺激を訴えて来院する．楔状欠損部の象牙質は，象牙細管が"何らか"の原因で開口すると，象牙質の感受性は飛

### 知覚過敏や楔状欠損が主訴だったら

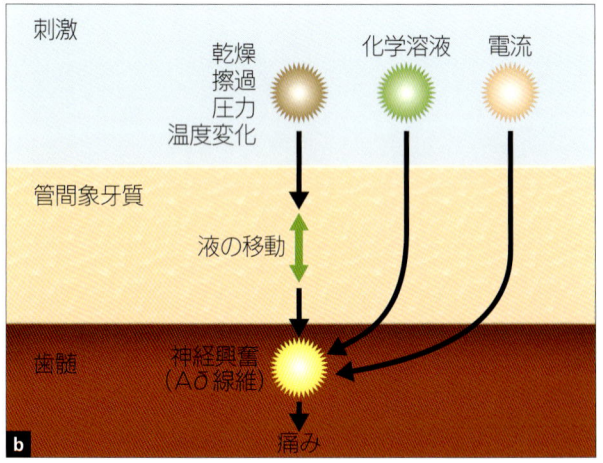

**図11a, b**　象牙質に加わった刺激が象牙細管を介して受容器に伝達される．象牙細管液の急激な移動により歯髄に圧変化が生じ，神経線維の自由終末が刺激されて疼痛を感じるという動水力学説（Brannstorom M, 1963）が知覚過敏の説明の中心となっている（**a**）．また，電流や化学溶液による痛みが細管内液の動きをともなわずに直接感覚受容器を興奮させる，という多元説もある（**b**）．

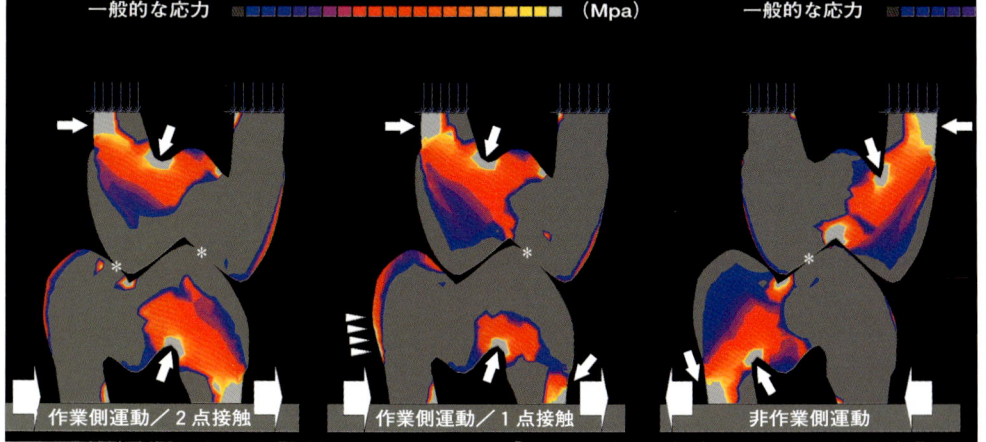

**図12a**　接触部・干渉部別（＊部）に大臼歯での応力分布の検査の結果．有害な応力が発生している部位は灰色（矢印部）で，髄角や歯頸部にみられる．＊参考文献20より

躍的に増大し，知覚過敏の症状が生じるという研究がある[13]．

"何らか"のなかで，咬合の要因も考えられる．それが明確に表れているのがアブフラクションである．咬合力によるメカニカルストレスが，歯頸部に集中するため（**図12a, b**）[14]，微小な組織の破折が生じて楔状欠損が形成されるという説（**図13a, b**）[15]は近年周知のこととなってきた．エナメル質や象牙質を脱灰させるプラークや酸性食物の存在も無視できないが，咬合の過剰な力が集中した部位に象牙細管の開口が生じるメカニズムも知覚過敏の要因としてあげられる．

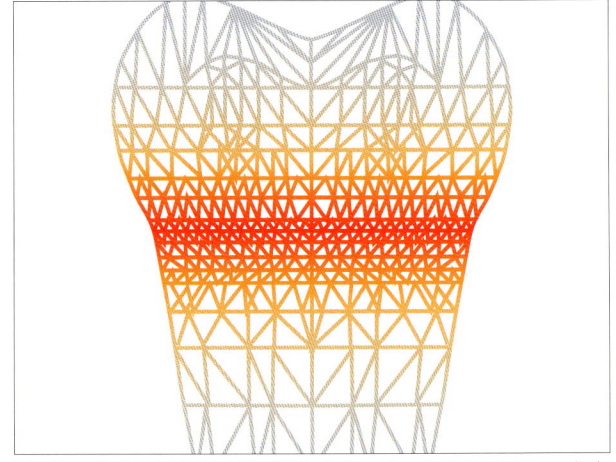

**図12b** 歯の形態を物理工学的に分析した．咬合面に加わった力が歯頸部に応力として集中している．＊参考文献14より

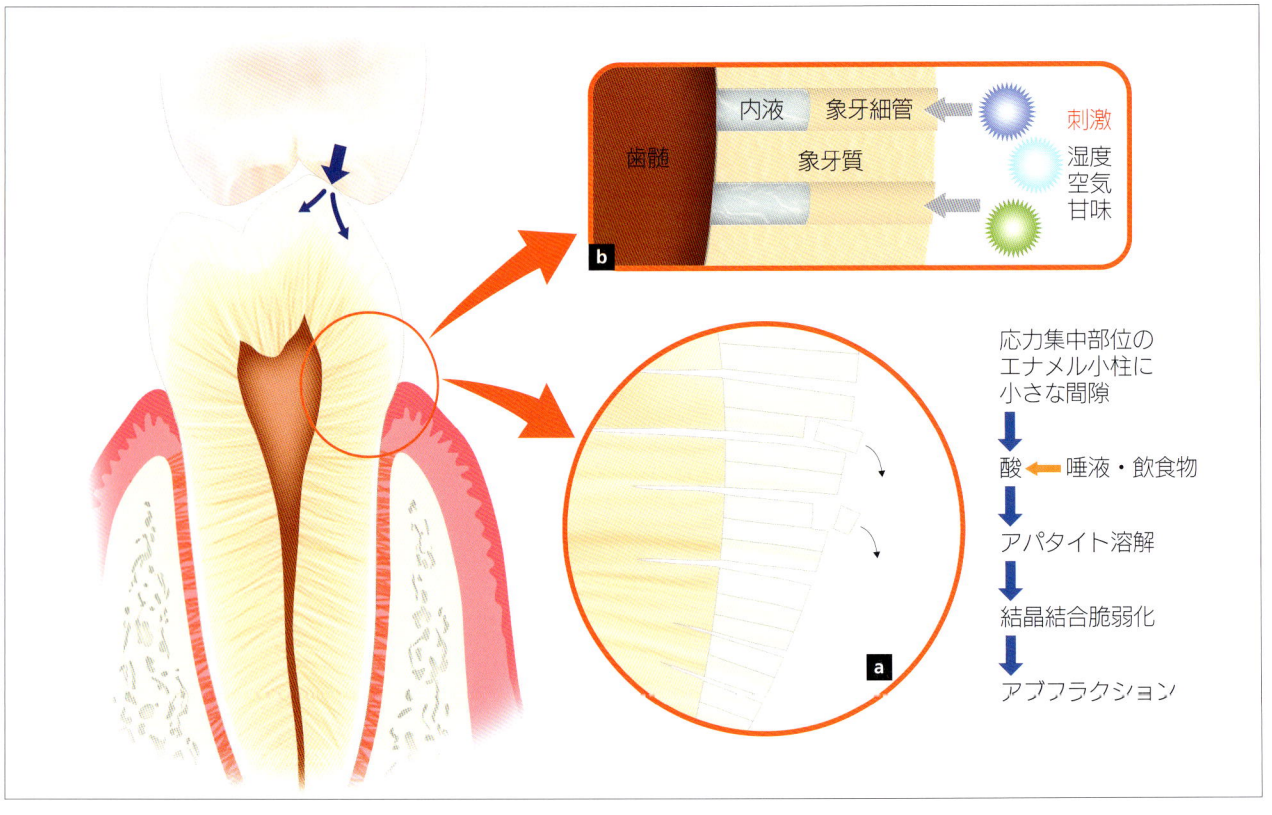

**図13a, b** 微小な破折が生じて楔状欠損が形成されているという説．応力が集中しやすい歯頸部付近は，歯の組織構造に乱れが生じ，除々に脱落していく（**a**）．その後にできた亀裂から，さらに象牙細管に刺激が加わる．＊参考文献15より
**図13c** かつてはブラッシングの横磨きで楔状欠損が起こるといわれていたが，このような歯の全周にわたるアブフラクションは，ブラッシングではできない．

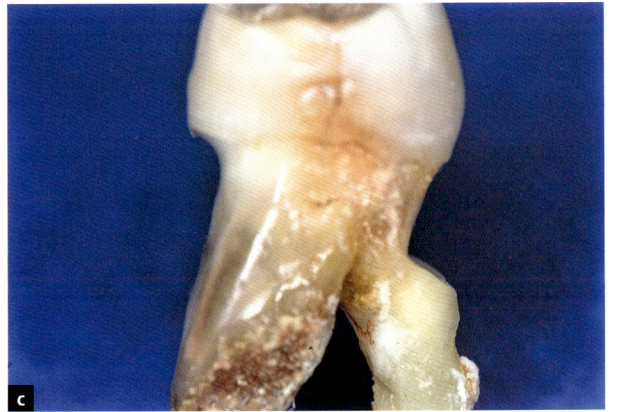

021

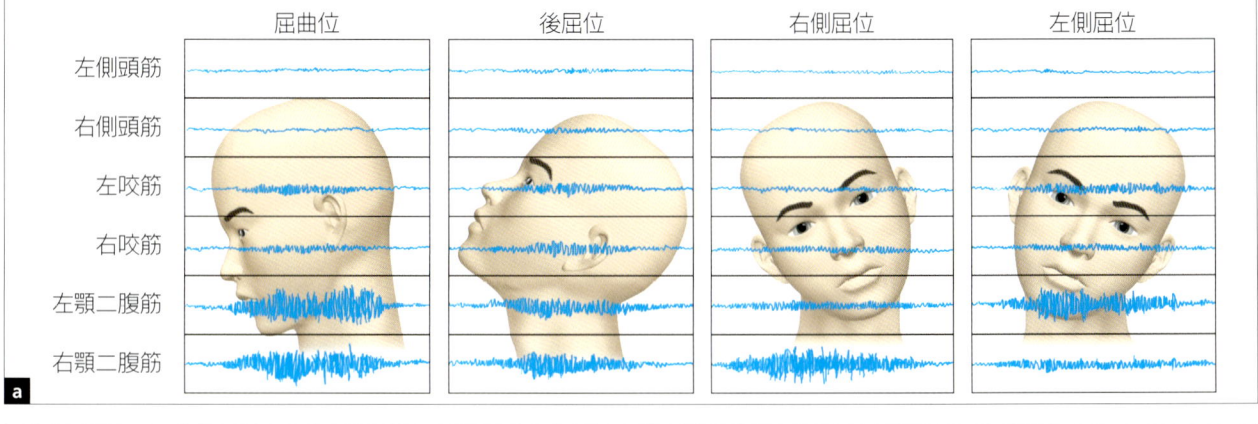

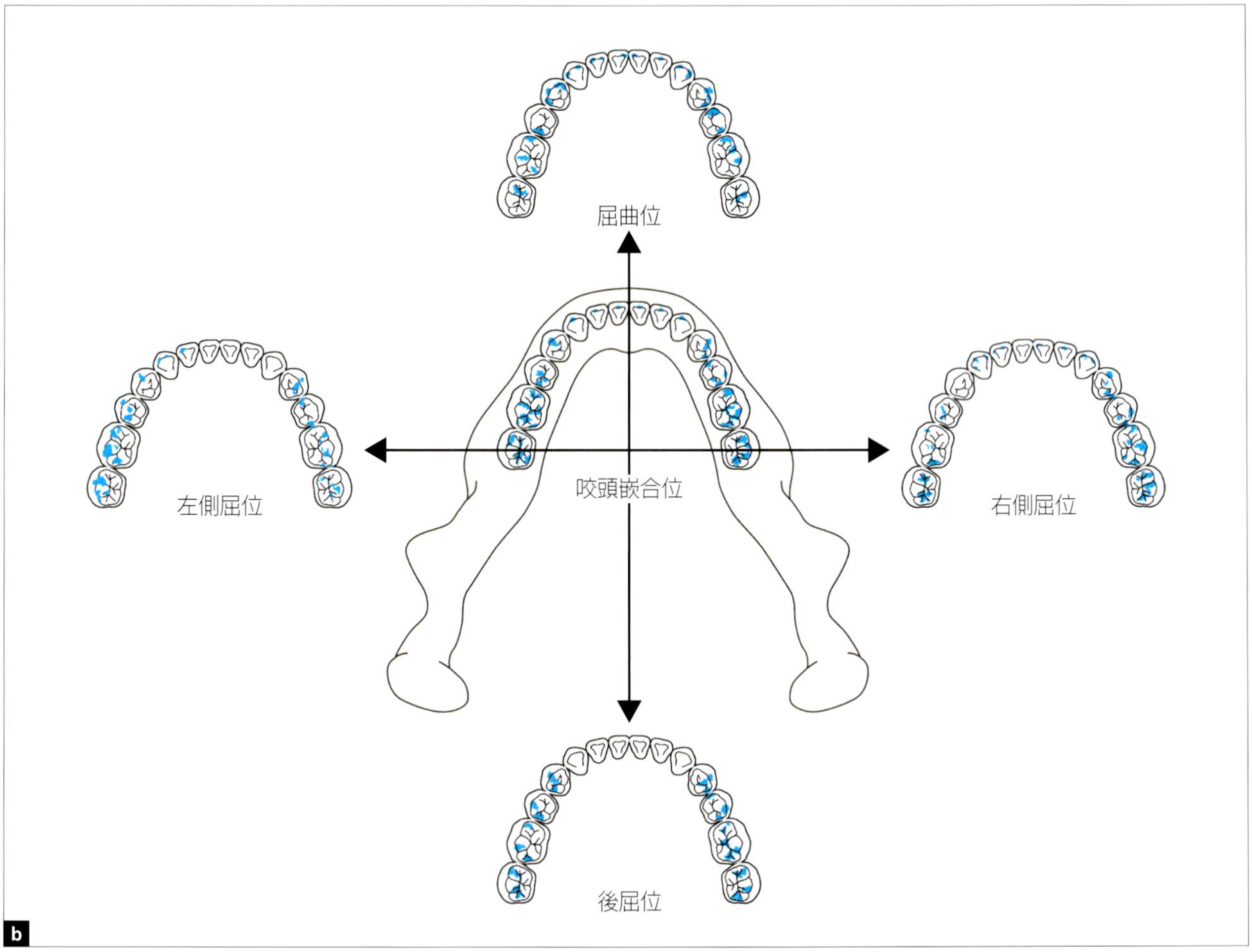

**図14a, b**　頭位により緊張する咀嚼筋は微妙に異なる．それにともない下顎も移動するため，咬合接触状態も変化する．就眠時の頭位，枕の位置などで接触する歯の状態も異なる[16]．そのためブラキシズム時の頭位により「先週は右が冷水痛だったのに，今日は左の歯で……」ということも生じる．＊参考文献16より引用・改変

　このように，ブラキシズムにより頻繁にアタックされた歯が問題を起こすことも，科学的に根拠を得ている．しかし，枕の位置・寝姿など毎晩同じではない．頭の角度で接触する歯は微妙に異なる（**図14a, b**）[16]．「右を向いて寝ることが多い」といった癖や傾向はあるだろうが，体位や頭の角度でアタックされる歯は異なる可能性があ

ることも考慮に入れる必要がある．そのため「先週は左がしみていたのに，今日は右がしみて……」ということになる．

　歯髄へのメカニカルストレスがどのように影響を及ぼすかの研究によると（**図15a, b**）[17]，力の伝達様式から，生活歯では歯髄の髄角部にも力が集中していることが示さ

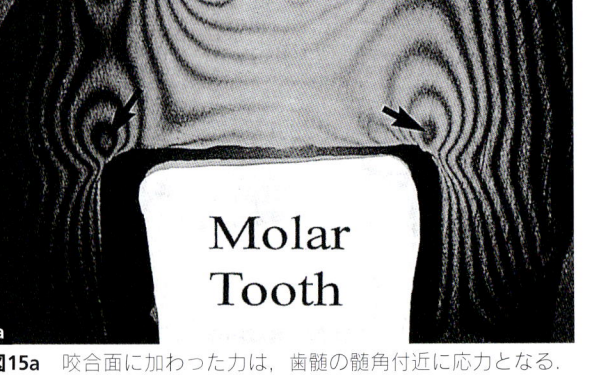

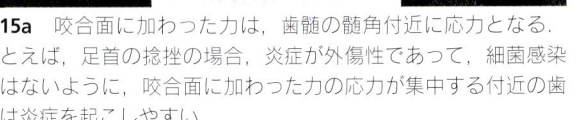

**図15a** 咬合面に加わった力は，歯髄の髄角付近に応力となる．たとえば，足首の捻挫の場合，炎症が外傷性であって，細菌感染ではないように，咬合面に加わった力の応力が集中する付近の歯髄は炎症を起こしやすい．

**図15b** 外傷性の歯髄の炎症は，周囲が硬組織であるので，滲出により腫脹した歯髄組織は圧迫され，間質圧が高まり，正常な神経や血管をも圧迫し，ドミノ倒しのごとく**図15b** のように連続性に影響が波及する．＊参考文献17より

れている（**図12a** 参照）．力で歯髄の神経が炎症を起こし，過敏な状態になる可能性のメカニズムが理解できるであろう．歯髄が炎症（外傷性）を起こしていれば，刺激に対し，さらに過敏な反応を示す．

以上のように，知覚過敏にはさまざまな要因が考えられる．その要因を推測するのに問診表を使用することも有効である（**図16**）．そのなかで，症状により咬合要因が認められた場合でも，さわるかさわらないか鑑別を行うことが必要である．

## 知覚過敏が主訴の場合の鑑別事項と対処

### ❶知覚過敏が1歯で初めての発症の場合

・咬合による干渉がないかの確認，楔状欠損の確認，歯の摩耗の確認，を行うが，初めてであれば，調整は控える．

・咬合の認知行動療法（**図17, 図18e**）と薬物塗布による対処のみ（**図18a〜e** 参考）．

・咬合干渉があっても，知覚過敏の要因とはいいきれず，知覚過敏のためだけの咬合調整は行わない．

### ❷知覚過敏が1歯でその歯に何度か既往ありの場合

・咬合による干渉がないかと歯の摩耗を確認

・認知行動療法（**図17, 18e**）と薬物塗布による対処

・犬歯誘導，またはアンテリアグループファンクション

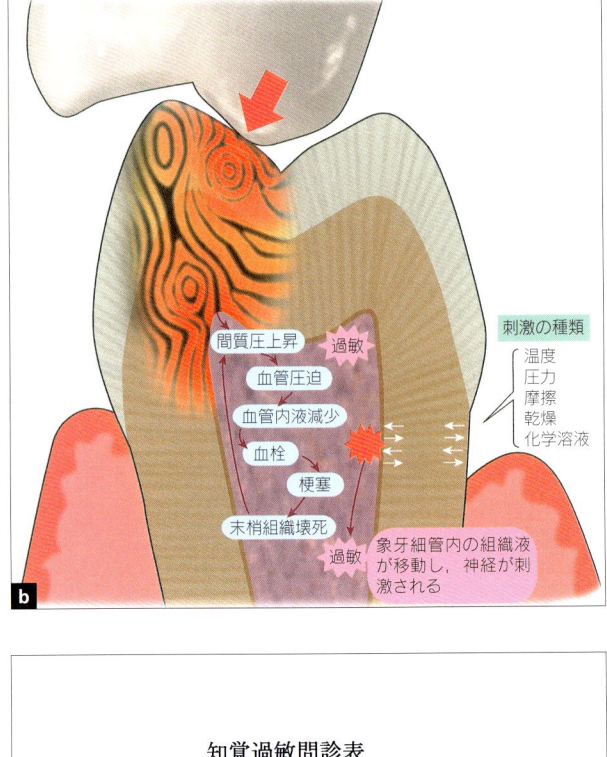

**図16** 知覚過敏問診表．

---

知覚過敏問診表

年　月　日　**お名前** ＿＿＿＿＿＿＿＿＿

1、　毎日いつもしみたり痛いですか ・・・・・・（いつも・時々）

2、　噛んで痛いですか ・・・・・・・・・・・（はい・いいえ）

3、　歯ブラシがあたると痛いですか ・・・・・（はい・いいえ）

4、　酸っぱい物をよく食べますか ・・・・・・（はい・いいえ）

5、　お酢の健康法をしていますか ・・・・・・（はい・いいえ）

6、　胃のむかつきや吐き気がありますか・・・・（はい・いいえ）

7、　歯磨き剤はたくさん使いますか ・・・・・（はい・いいえ）

8、　最近よく眠れていますか ・・・・・・・・（はい・いいえ）

9、　最近疲れていると感じますか ・・・・・・（はい・いいえ）

10、最近ストレス感じていますか ・・・・・・（はい・いいえ）

11、歯ぎしりすると誰かに言われたことがありますか

・・・・・（はい・いいえ）

---

（側方運動時に4＋4までの歯でグループファンクションをさせる）になるよう add on の咬合調整

・エナメル質のみの咬合調整で可能であれば，削る咬合調整を行う（患者の納得・同意を得てから）

❸知覚過敏が数歯で初めての発症の場合

- 歯根露出や楔状欠損，歯の摩耗を確認
- 咬合による干渉を確認
- 酸性食品の摂取頻度を確認
- 歯磨剤の確認
- 認知行動療法(**図17, 19e**)と薬物塗布で対処
- **第一選択で削る咬合調整は行わない(犬歯の add on の咬合調整なら OK)，知覚過敏の治療目的のためだけに多数歯に及ぶ咬合調整は行わない**

❹知覚過敏が数歯で症状出現の既往があり，頻発している場合

- 歯根露出，楔状欠損，歯の摩耗を確認
- 咬合による干渉を確認
- 酸性食品の摂取頻度を確認
- 嘔吐の既往を確認
- 逆流性食道炎(胸やけ，げっぷ，苦い水の逆流)
- 歯磨剤の確認
- 認知行動療法(**図17, 19e**)と薬物塗布療法とナイトガード
- **第一選択で削る咬合調整は行わない(add on の咬合調整なら可・OK)**(**図6 a〜i** 参考)で，認知行動療法と薬物塗布．
- **咬合との関与が大きい場合にかぎり，そして，患者が希望したときにかぎり，削る咬合調整を行うが**(**図18**，接近度合いの調整)，**知覚過敏のみの治療目的のために多数歯の咬合調整は，一方を削合すると，つぎに他の歯に干渉が生じてきたり煩雑となることが多い**(**図20a〜g** 参考)．

「歯ぎしり」「くいしばり」について

「歯ぎしり」「くいしばり」は、決して特異なことではありません。誰でもしている一種のくせと考えてよいでしょう。
特に悪い症状が起きない限り、放置してもかまわないのですが、時には次のような問題をおこします。

1．歯への障害　　歯の磨耗、歯の破折、歯がしみる
　　　　　　　　　歯が痛い等
2．歯周組織への障害　歯肉の炎症を誘発
3．顎関節への障害　顎関節痛　開口障害
4．その他の障害　顔面痛　頭痛　肩こり　舌の痛み

しかし、これらの症状すべてが、「歯ぎしり」「くいしばり」からくるわけではありません。ですが、無用な悪いくせはなくしておくほうがよいでしょう。このくせは、眠っている時とか、何かに夢中になっている時とかに起こるので、気づきにくいのです。
対称療法としてナイトガード（マウスピース）を入れる方法もありますが、ご本人が「歯ぎしり」「くいしばり」に対する認識と理解をもつことが大切です。

① まず日中に「くいしばりしていないか？」と注意することから始めます。
② 日中は何とか注意できるとして、問題は夜眠っている時です。眠っているときのことなどコントロールできないと思っている人が多いと思います。
しかし、「明日の朝４時に起きなければいけない」と思って寝ると、不思議にその時間の頃に目が覚めるという経験をしたことがありませんか。
「上下の歯をかみ合わせないで寝るんだぞ」と認識して寝ると、無意識の中でも「くいしばり」の程度はちがってくるといわれています。
何事にも肩の力をぬいて、リラックス！　リラックス！！



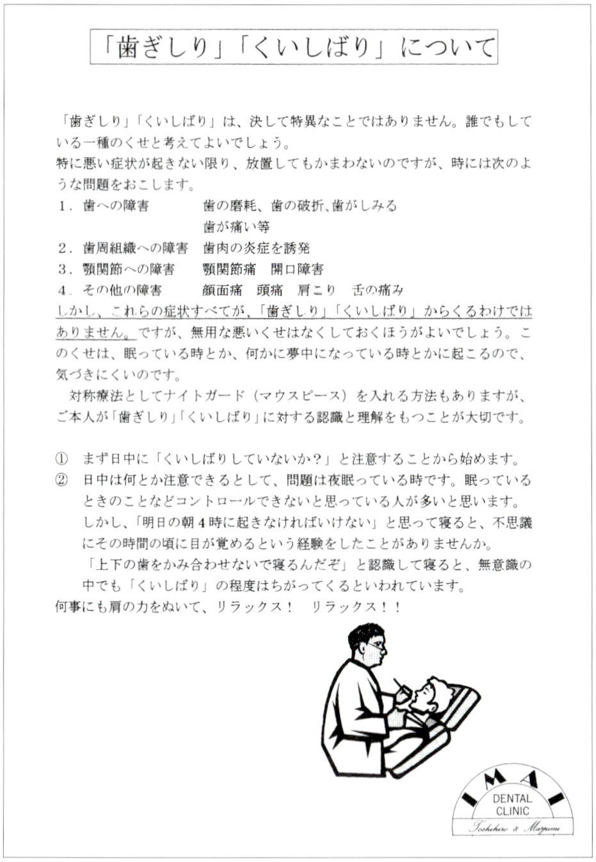

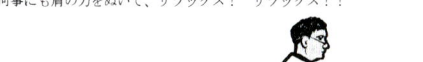

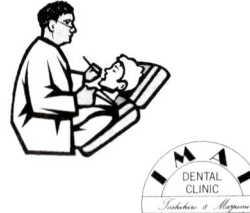

**図17**　「歯ぎしり・くいしばり」パンフレット．

- **ただし，調整の必要の可能性がある歯が，オンレーやクラウンなどの修復がなされていて，装着された修復物の削合で済む場合は，削合する．**

【注意】

- **アブフラクションは冷水痛などの症状が改善してから充填処置などを行う**(**図20f, g, 21a, b**)．

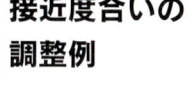

## 接近度合いの調整例

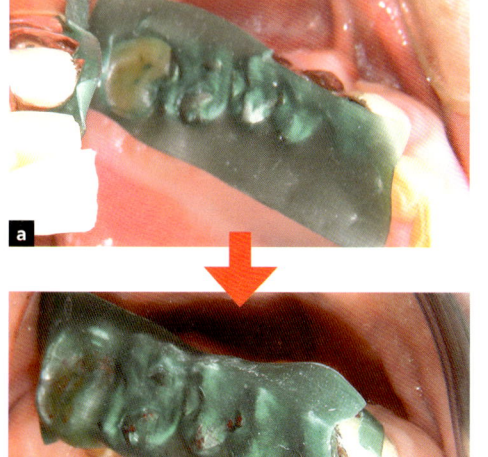

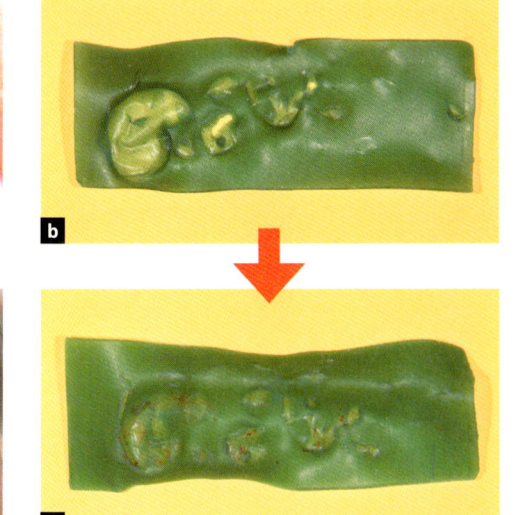

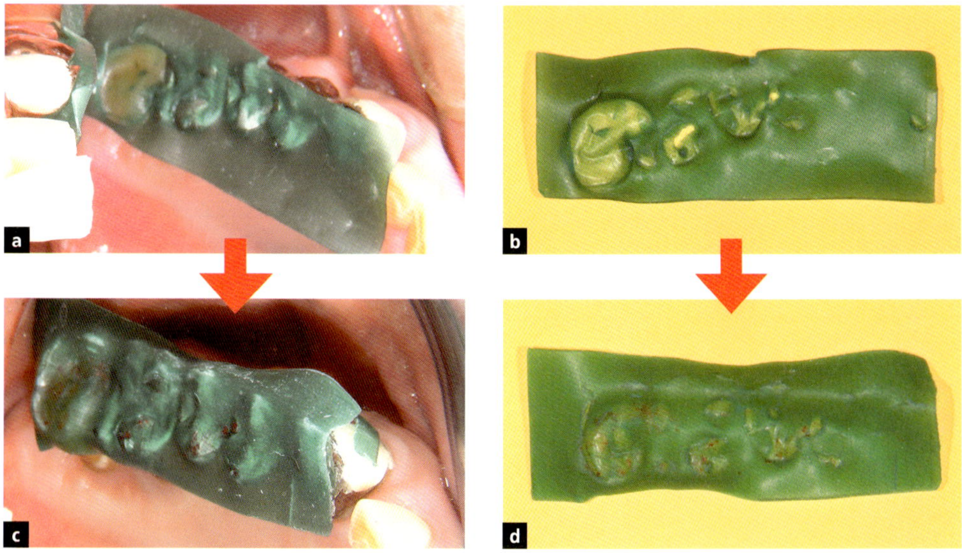

**図18a, b**　7|に咬合痛．歯と歯の接近度合いをオクルーザルインジケーターワックスでみる．やはり7|の咬合接触が強い．

**図18c, d**　生活歯であるため，一気に多くを削合することは避けるが，調整後に他の歯と咬合接触が同じようになってきている．

## さわらない症例

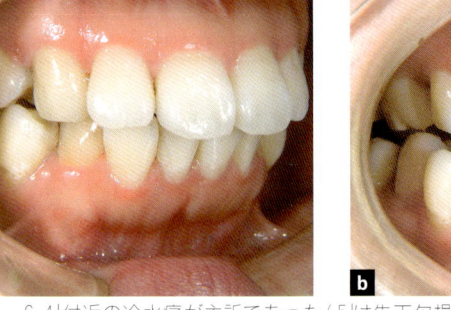

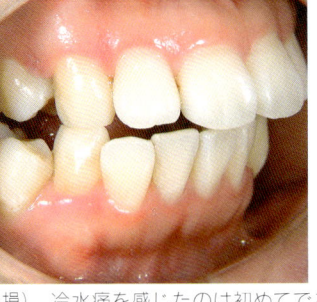

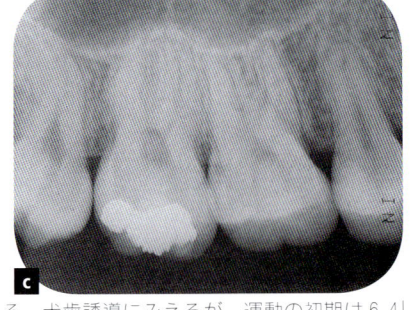

**図19a, b** ⬛6 4⬛付近の冷水痛が主訴であった（⬛5⬛は先天欠損）．冷水痛を感じたのは初めてである．犬歯誘導にみえるが，運動の初期は⬛6 4⬛に干渉がある．

**図19c** エックス線写真所見からも，う蝕はない．知覚過敏の発症が初めてであったため，問診表（**図19d**）を参考に判断し，認知行動療法と薬剤塗布を行った．改善を認め，基本的な歯列不正の説明はしたが，患者に矯正治療の意志はなく，咬合は「さわる」ことなく終了した．

---

知覚過敏問診表

23年4月4日　お名前 ⬛⬛⬛⬛⬛

1、　毎日いつもしみたり痛いですか　・・・・・・（いつも・時々）

2、　噛んで痛いですか　・・・・・・・・・・・（はい・いいえ）

3、　歯ブラシがあたると痛いですか　・・・・・（はい・いいえ）

4、　酸っぱい物をよく食べますか　・・・・・・（はい・いいえ）　←

5、　お酢の健康法をしていますか　・・・・・・（はい・いいえ）

6、　胃のむかつきや吐き気がありますか・・・・（はい・いいえ）

7、　歯磨き剤はたくさん使いますか　・・・・・（はい・いいえ）

8、　最近よく眠れていますか　・・・・・・・・（はい・いいえ）

9、　最近疲れていると感じますか　・・・・・・（はい・いいえ）

10、最近ストレス感じていますか　・・・・・・（はい・いいえ）　←

11、歯ぎしりすると誰かに言われたことがありますか

　　　　　　　　　　・・・・（はい・いいえ）　←

**図19d** 問診表で「酸性の食品が好き」「ストレス」の項目のチェックもあった．咬合による負荷だけの問題ではない可能性もある．

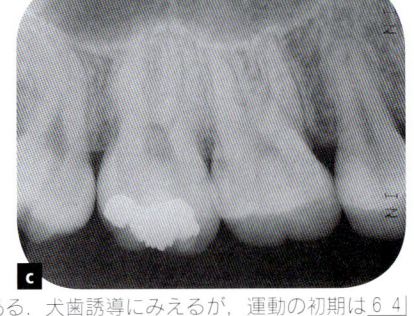

**図19e** 知覚過敏の認知行動療法．このようなことを認識していただき，日常生活で気をつけていただく．

## ナイトガードで対処した症例

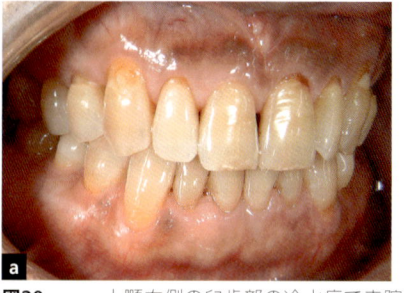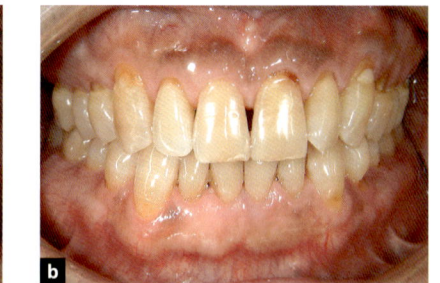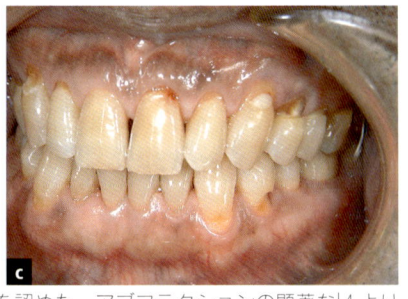

**図20a～c** 上顎左側の臼歯部の冷水痛で来院．主訴の歯だけでなく全体的にアブフラクションを認めた．アブフラクションの顕著な|4より も冷水痛の症状が強いのは|5 6であった．

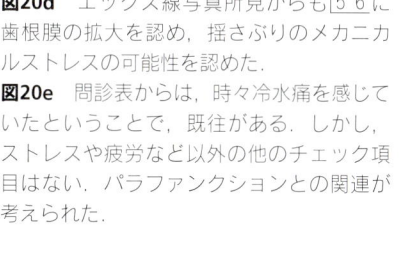

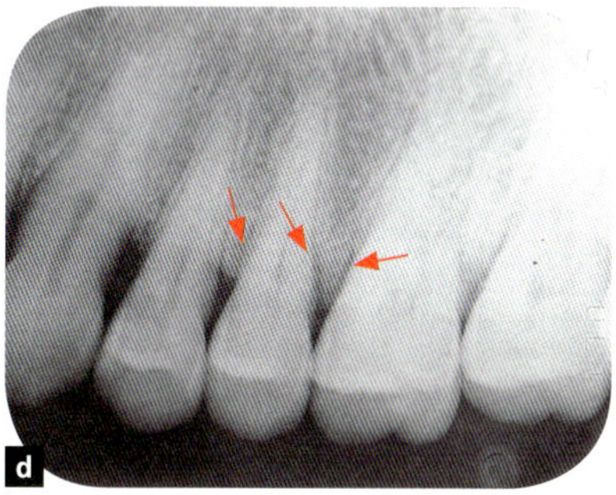

**図20d** エックス線写真所見からも|5 6に 歯根膜の拡大を認め，揺さぶりのメカニカ ルストレスの可能性を認めた．

**図20e** 問診表からは，時々冷水痛を感じて いたということで，既往がある．しかし， ストレスや疲労など以外の他のチェック項 目はない．パラファンクションとの関連が 考えられた．

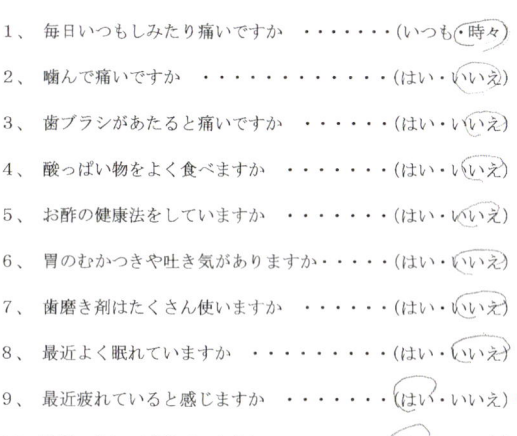

1、 毎日いつもしみたり痛いですか ・・・・・・（いつも・時々）

2、 噛んで痛いですか ・・・・・・・・・・（はい・いいえ）

3、 歯ブラシがあたると痛いですか ・・・・・（はい・いいえ）

4、 酸っぱい物をよく食べますか ・・・・・・（はい・いいえ）

5、 お酢の健康法をしていますか ・・・・・・（はい・いいえ）

6、 胃のむかつきや吐き気がありますか・・・・・（はい・いいえ）

7、 歯磨き剤はたくさん使いますか ・・・・・（はい・いいえ）

8、 最近よく眠れていますか ・・・・・・・・（はい・いいえ）

9、 最近疲れていると感じますか ・・・・・・・（はい・いいえ）←

10、最近ストレス感じていますか ・・・・・・・（はい・いいえ）←

11、歯ぎしりすると誰かに言われたことがありますか

　　　　・・・・・（はい・いいえ）

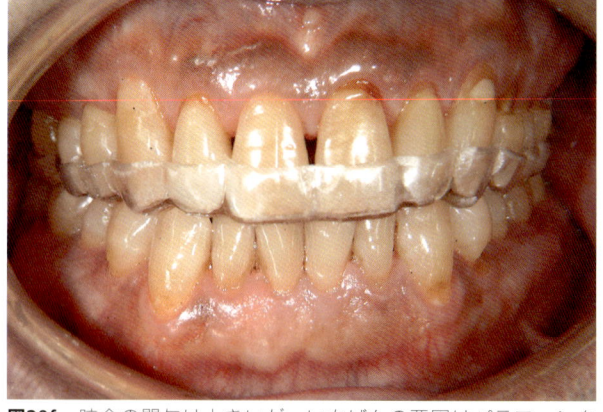

**図20f** 咬合の関与は大きいが，いちばんの要因はパラファンク ションの影響による可能性が大きいと判断したため，ナイトガー ドで対処することとした．症状のない上顎右側のアブフラクショ ン部はレジン充填しているが，冷水痛のある左側に関しては充填 は症状が消失するまで行わない．

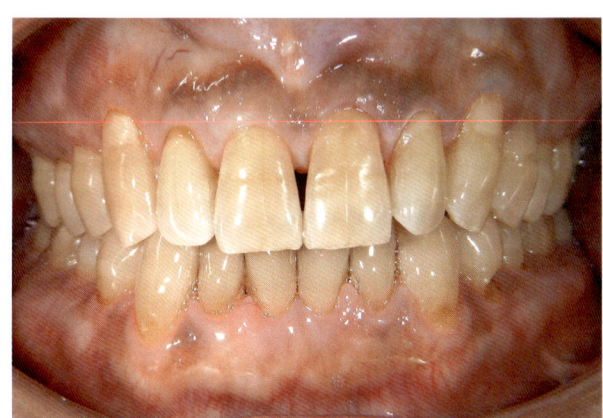

**図20g** ナイトガードで症状の改善を確認し，コンポジットレジ ン充填を行った．|5 6を咬合調整しても，つぎには|7に，また再 度|4が干渉歯となる可能性は高い．パラファンクション要因が大 きいため，今回症状の出現した左側だけでなく右側も同様の状態 となる可能性もある．ナイトガードは症状が消失しても使用して いただくよう指示した．

## アブフラクション

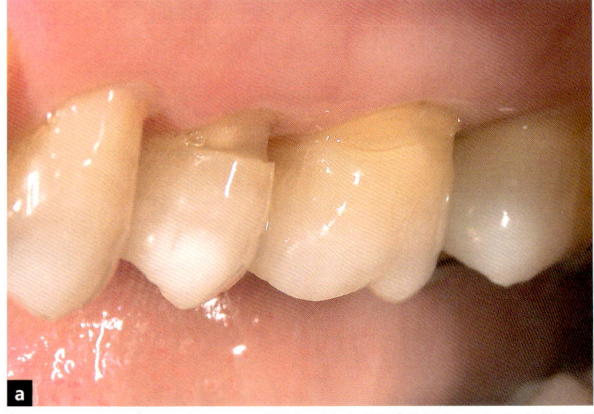
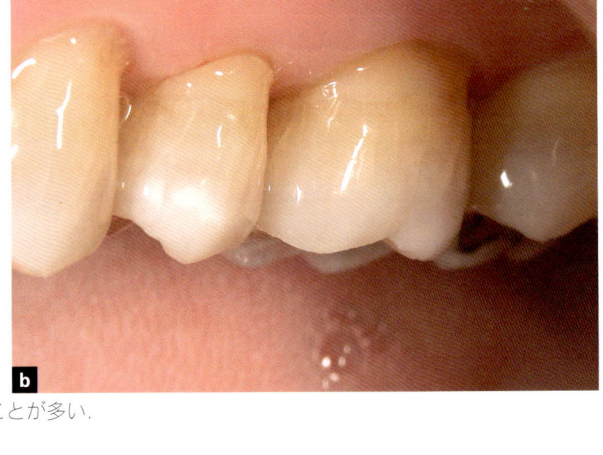

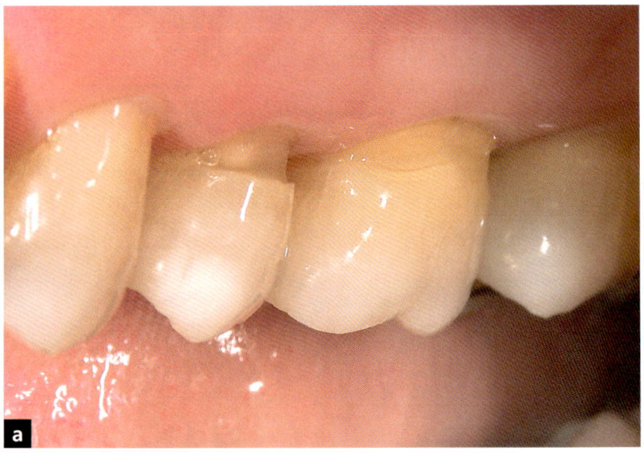

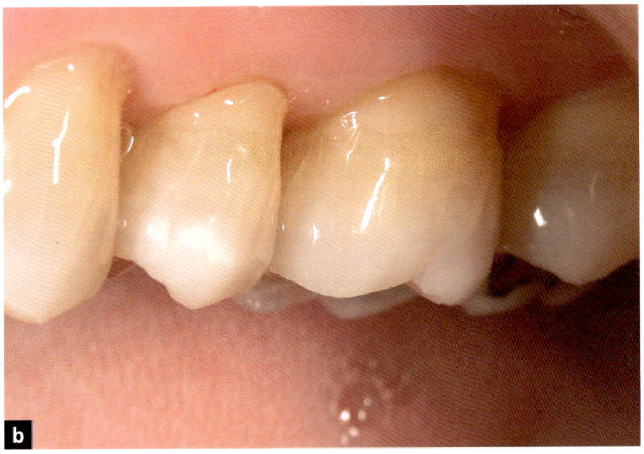

**図21a, b** アブフラクション部は，冷水痛が改善してから充填していることが多い．

---

## 2-6 咬合──さわるしかないのは？

歯冠破折，修復物の破損，咬合痛，歯の動揺などの歯周組織の問題，が主訴であったら，歯の保存の観点から治療を行う必要がある．その際には，咬合に配慮すべきである．生じている問題が咬合によるメカニカルストレスの要因が大きいと判断した場合は，その歯を保存するため，咬合への配慮とナイトガードが必要となる．

以下に提示するのはほんの数例であり，臨床ではさまざまな状況があり得る．

### 歯冠破折（図22a〜f）

**判別** その原因が，外傷か，ブラキシズムの影響かの判別が必要である．

**対応** 咬合調整，修復治療．ブラキシズムの要因が大きい場合は，認知行動療法とナイトガード．

---

## 「咬合をさわる」しかないのは

### 歯冠破折

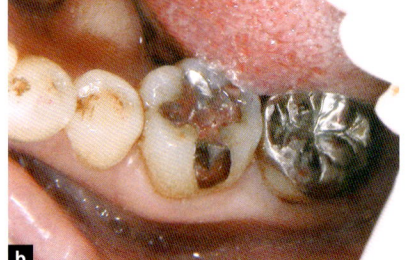

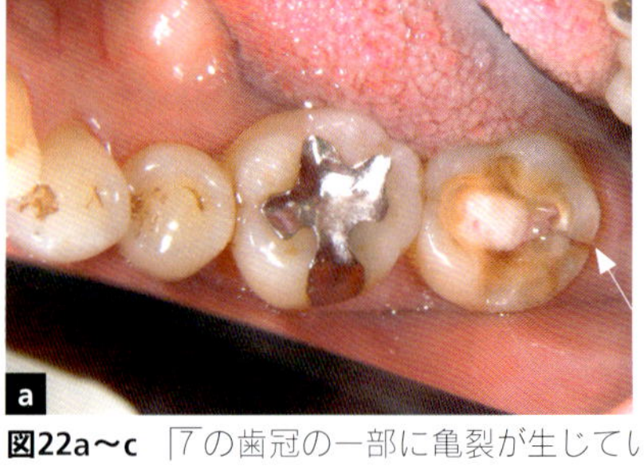

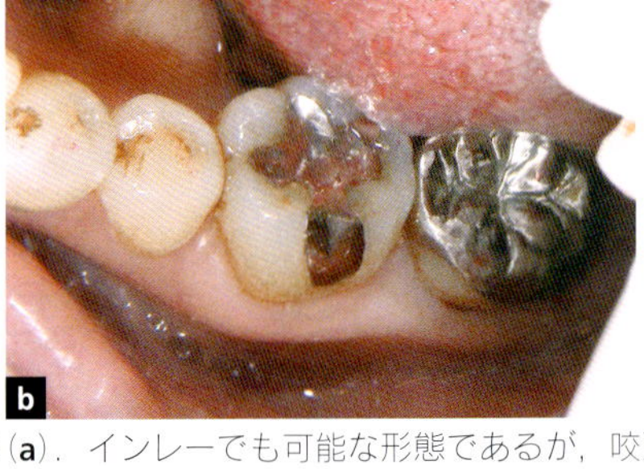

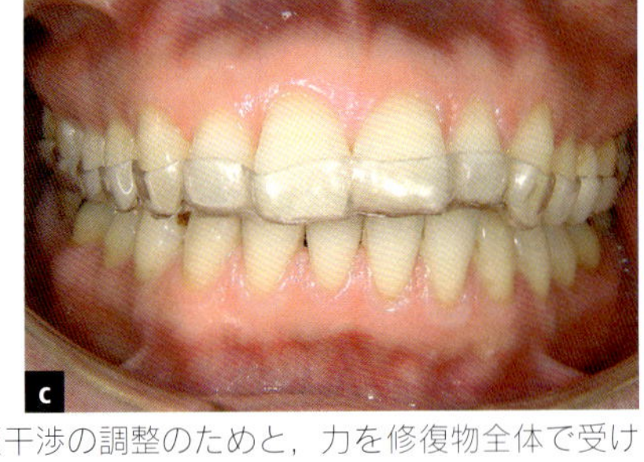

**図22a〜c** 7⌋の歯冠の一部に亀裂が生じている（**a**）．インレーでも可能な形態であるが，咬頭干渉の調整のためと，力を修復物全体で受けるほうが亀裂部を保護できるため，アンレー形態としている（**b**）．本人の希望でナイトガードも製作したが，ナイトガードの7⌋部は咬合紙が抜ける程度にしている．

027

## 歯冠修復物の破損（図23a〜f）

**判別**　その原因が，咬合の不備か，ブラキシズムに起因するかの判別が必要である．

**対応**　咬合調整，修復治療．ブラキシズムの要因が大きい場合は，認知行動療法とナイトガードの使用．

## 歯根破折（図24a, b, 25a〜e）

**判別**　その原因が，う蝕やダウエルコアの不備によるものか，咬合に起因していたか，ブラキシズムに起因していたかを判別する必要がある．

**対応**　抜歯，または保存可能な場合は，破折片を除去して修復治療．ブラキシズムの要因が大きい場合は，認知行動療法とナイトガードの使用．

## 歯の咬合痛（図26a〜c, 27a〜c）

**判別**　う蝕，根尖病変，歯の破折，咬頭干渉など咬合の不備，ブラキシズムに起因するかを判別する必要がある．

**対応**　その歯の存続にかかわる可能性があるため，咬合調整．ブラキシズムの要因が大きい場合は認知行動療法とナイトガードの使用．生活歯でう蝕や破折線もなく咬合痛がある場合は，知覚過敏の鑑別に順じる．

## 歯周組織への影響（図28a〜d, 図29a〜f）

**判別**　細菌の影響，歯根形態，歯根の破折，咬合の負荷，ブラキシズムの影響を判別する必要がある．

**対応**　その歯の存続に関わる可能性があるため，咬合調整．ブラキシズムの要因が大きい場合は，認知行動療法とナイトガードの使用．

**歯冠修復物の破損**

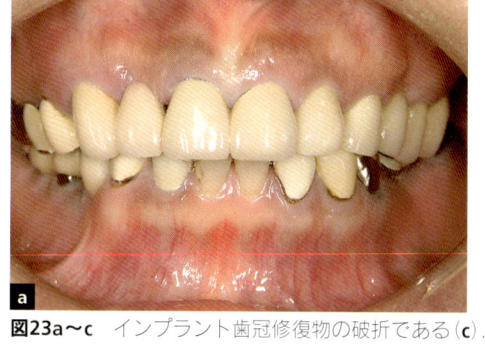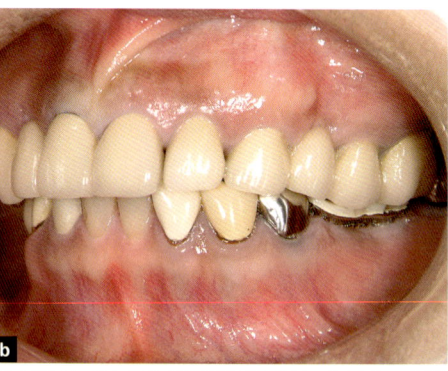

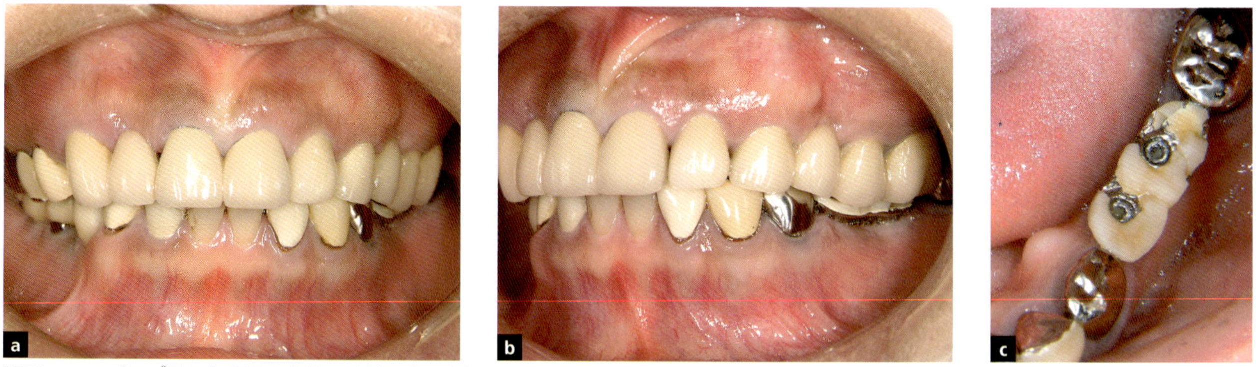

図23a〜c　インプラント歯冠修復物の破折である（**c**）．パラファンクションの影響もあるが，セラミック部の強度が確保されていなかった．以前も破折して再製作したという．歯冠修復物形態の不備により左側のSpeeの湾曲が大きく，前方運動でも干渉していた．

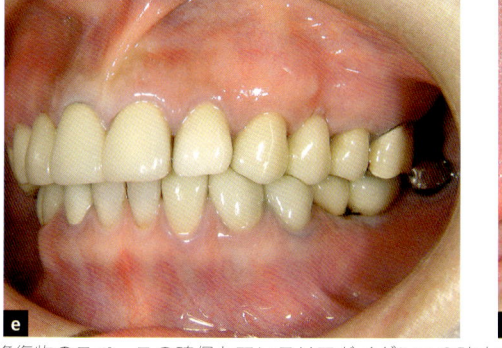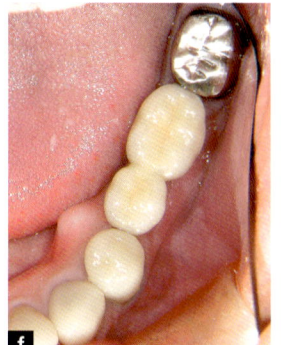

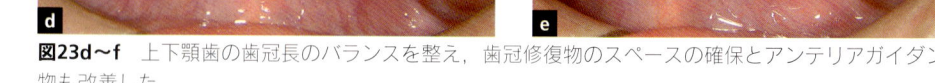

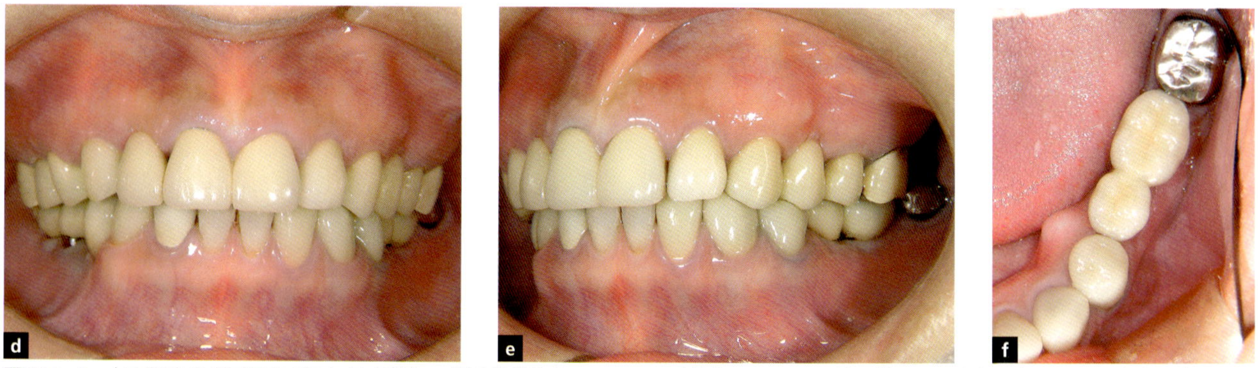

図23d〜f　上下顎歯の歯冠長のバランスを整え，歯冠修復物のスペースの確保とアンテリアガイダンスの確立のため，下顎犬歯の歯冠修復物も改善した．

歯根破折①

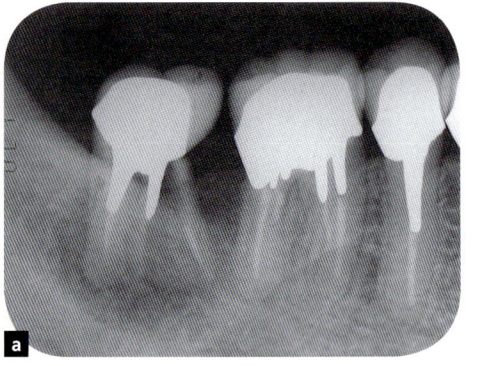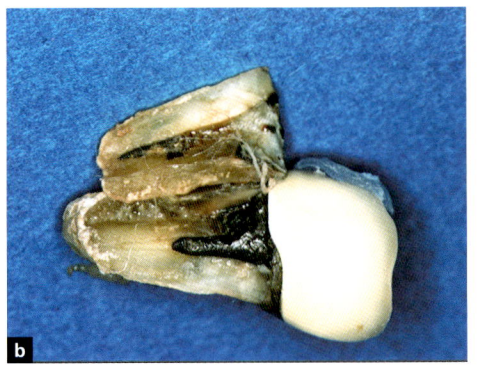

**図24a** 7|に歯根の破折が認
められた.
**図24b** 抜歯した歯根の状態.

歯根破折②

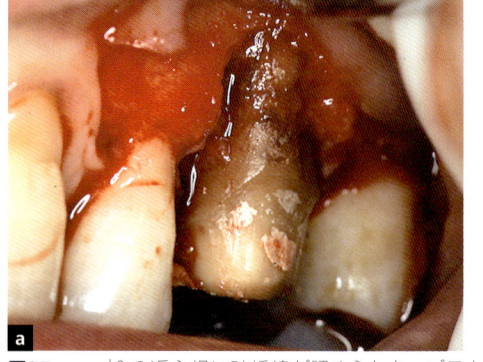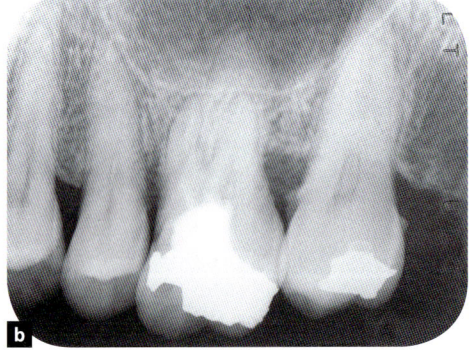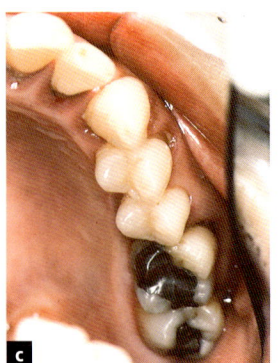

**図25a〜c** |6 の近心根に破折線が認められた. ブラキシズムによる歯の摩耗はあまり認められなかった. 側方運動での咬頭干渉だけでなく,
CR(中心位)と ICP(最大咬頭嵌合位)の偏位が大きく, そのセントリックスライドの負荷も受け止めていた歯でもあった.

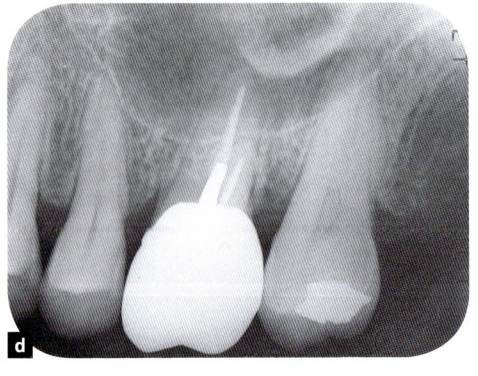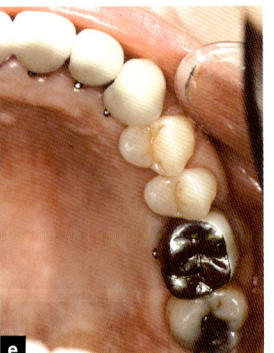

**図25d, e** 破折している近心根のみを分割抜去し,
歯冠修復治療を行った. 安定したセントリックス
トップの確保と咬頭干渉のない歯冠修復物の調整
が必要.

## 歯の咬合痛①

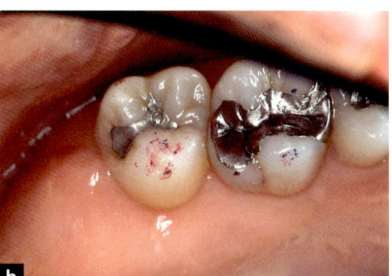
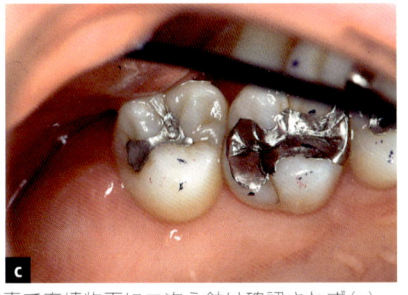

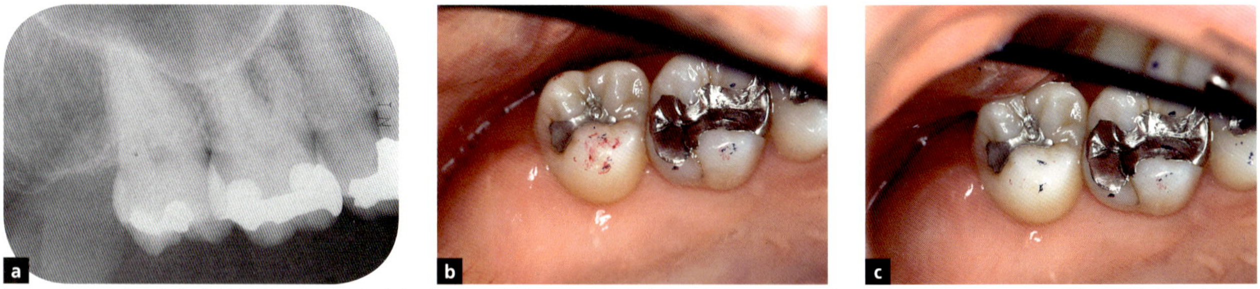

**図26a〜c** ⏥7の咬合痛が主訴．時々咬合痛を感じていたと，頻発傾向を認めた．エックス線写真で充填物下に二次う蝕は確認されず(**a**)，咬合をみると咬頭干渉が強く認められたため(**b**)，説明し，納得していただいて，削る咬合調整を行った(**c**)．

## 歯の咬合痛②

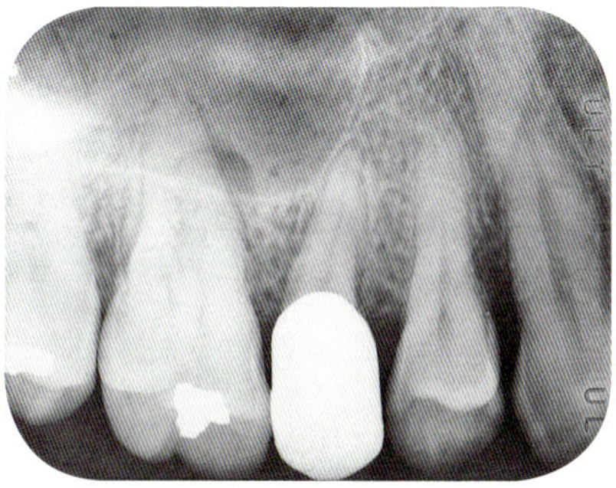

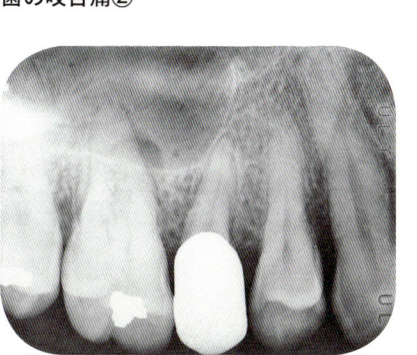

**図27a** ⏥6は，ほとんどう蝕もないのに失活し，近心根に根尖病巣が認められた．

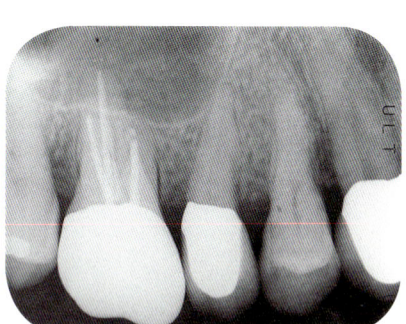

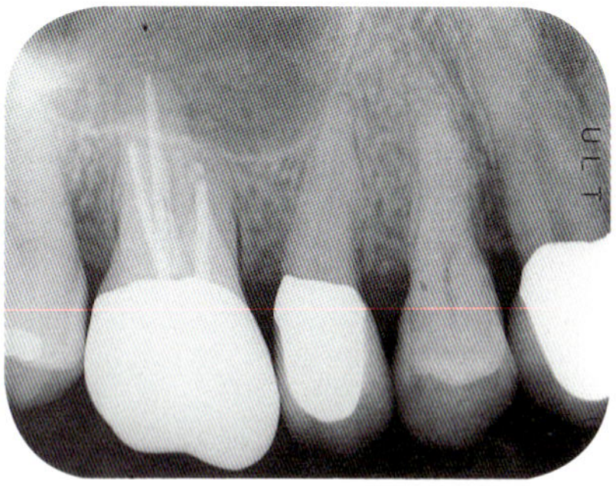

**図27c** 根管治療後，歯冠修復物の咬合調整は慎重に行う．

## 咬合負担過重に起因する歯髄への影響

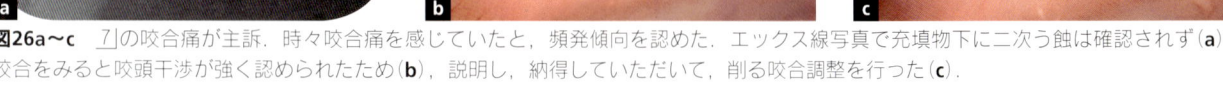
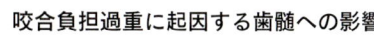
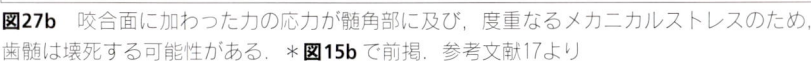

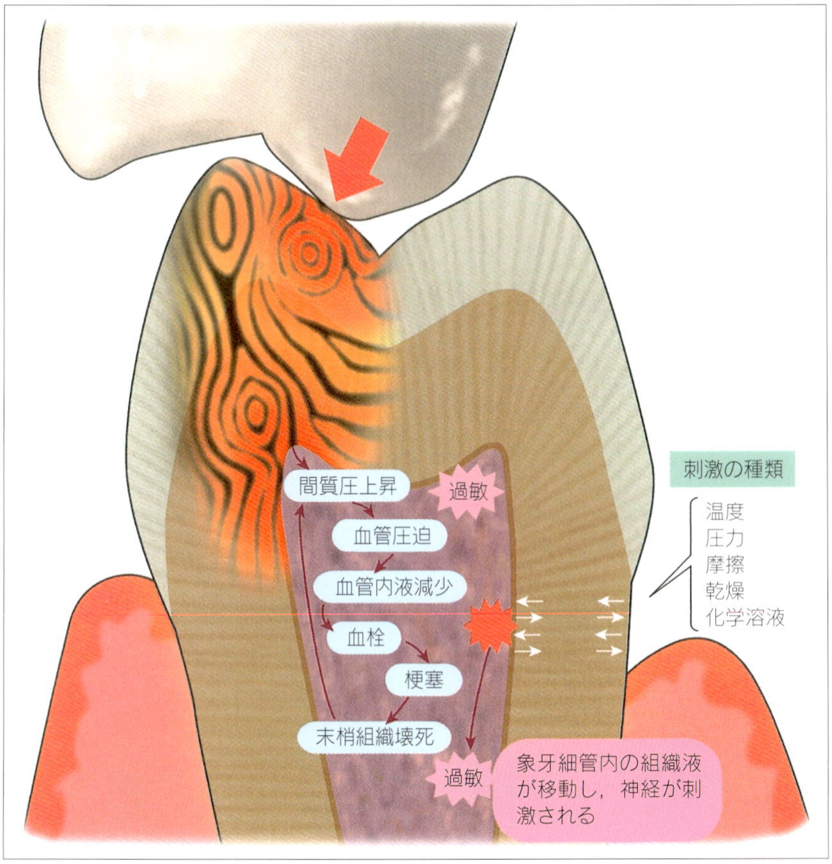

**図27b** 咬合面に加わった力の応力が髄角部に及び，度重なるメカニカルストレスのため，歯髄は壊死する可能性がある．＊**図15b**で前掲．参考文献17より

## 歯周組織への影響①

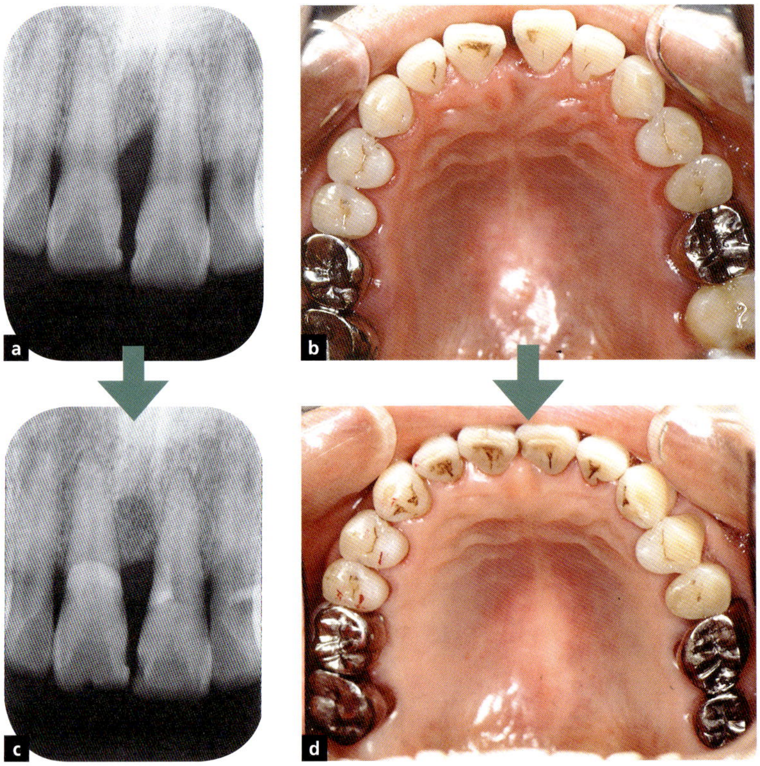

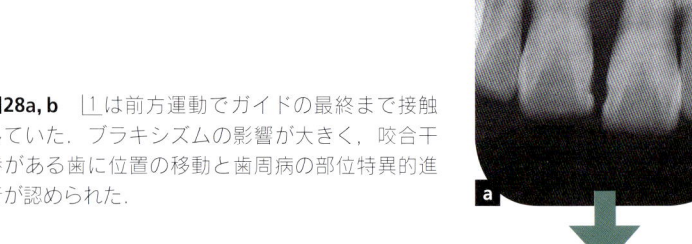

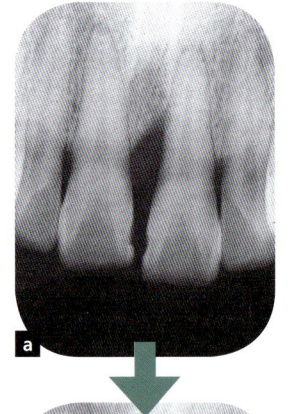

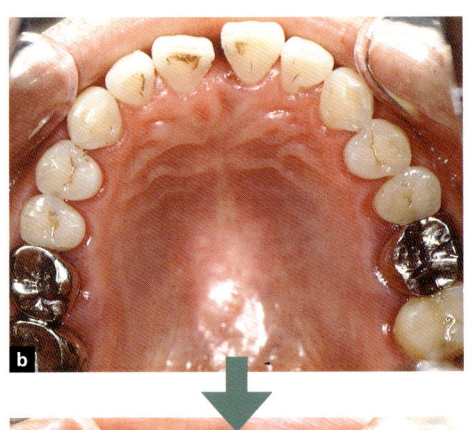

**図28a, b** ⌊1 は前方運動でガイドの最終まで接触していた．ブラキシズムの影響が大きく，咬合干渉がある歯に位置の移動と歯周病の部位特異的進行が認められた．

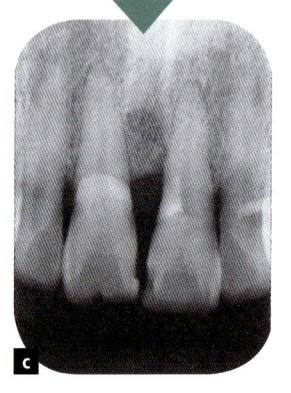

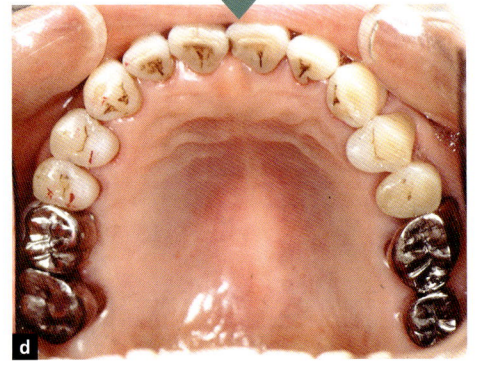

**図28c, d** 歯周病の進行は歯自体の存続を危うくする．干渉部位⌊1 などの咬合調整を行った．それが歯の削合であっても優先的に選択する．初診から13年目の写真であるが，術前より良好な状態を保つことができている．

## 歯周組織への影響②

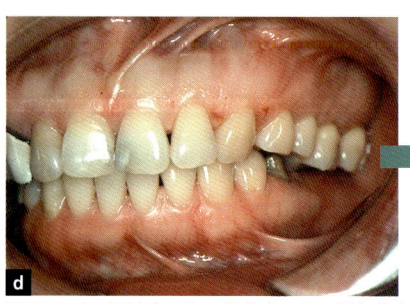

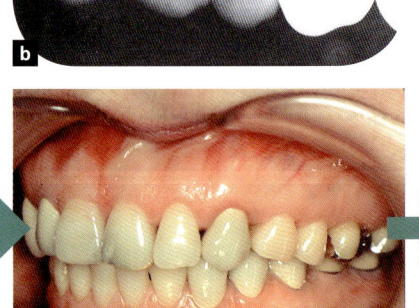

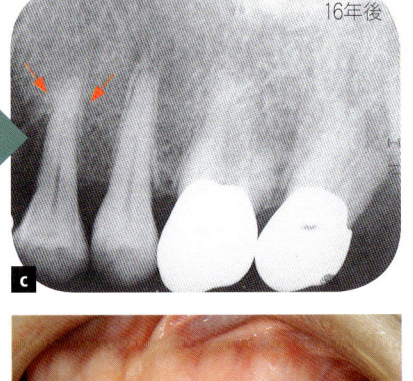

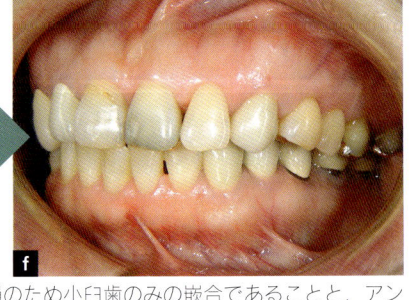

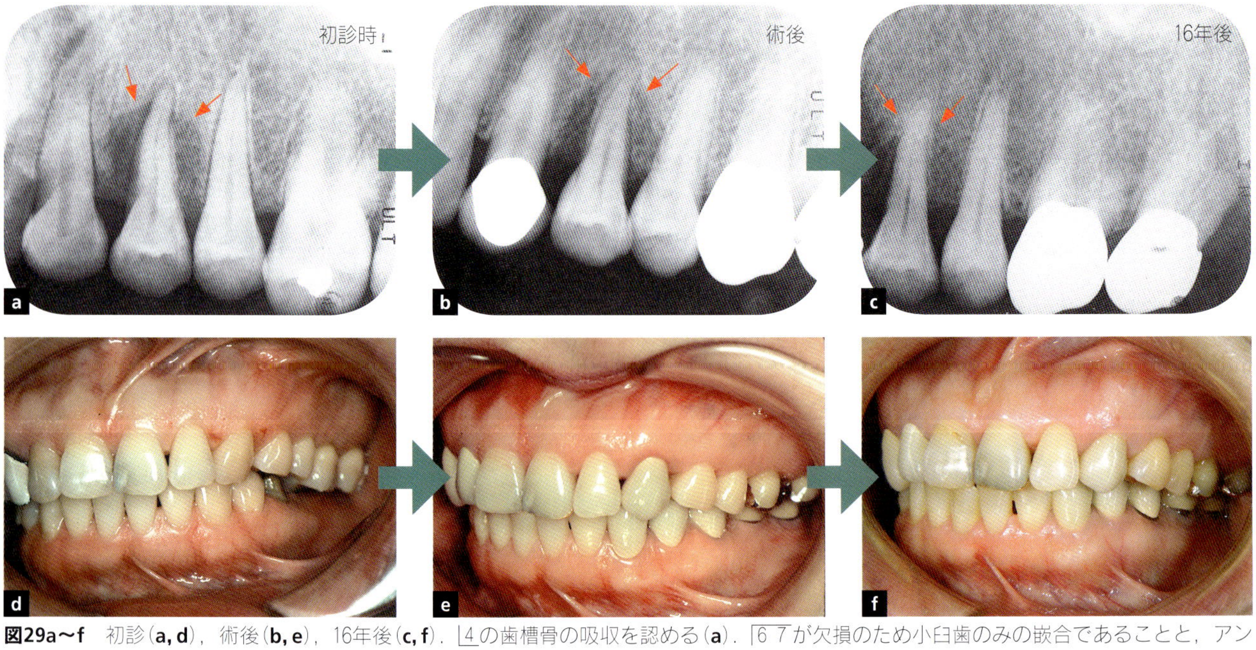

**図29a～f** 初診（**a, d**），術後（**b, e**），16年後（**c, f**）．⌊4 の歯槽骨の吸収を認める（**a**）．6 7⌋が欠損のため小臼歯のみの嵌合であることと，アンテリアガイダンスが確保されておらず，⌊4 がガイド歯となっていたためメカニカルストレスが大きかったことが骨吸収の要因と考えられる．⌊3 は歯冠修復物にてガイドを確立した（**b, e**）．現在であれば，ポーセレンラミネートベニアを口蓋側に装着するか，コンポジットレジン充填での add on にしたであろう．大臼歯でのセントリックストップを下顎臼歯部のインプラントで確保した．**c, f** は⌊4 への負荷が軽減され16年後の状態であるが，術前より安定している．

**表4** 咬合調整で配慮すべき干渉.

| 機能時の咬頭干渉 | ①作業側での干渉<br>②非作業側での干渉<br>③前方運動での干渉<br>④前側方運動での干渉 |
|---|---|
| CR から ICP への偏位（centric slide）での歯の干渉 | ①早期接触<br>②早期接触から ICP への偏位を受け止める斜面 |

## パラファンクション・ブラキシズム症例への配慮

ナイトガードはすべての症例に必要ということではなく，症状が軽度の場合は必要に応じて使用を決定する．

メカニカルストレスとなる歯の接触の調整は**表4**を参照してほしい．**臨床での多くは，機能時の咬頭干渉に**対する配慮と，パラファンクション・ブラキシズムへの配慮（認知行動療法とオクルーザルスプリントによる負荷の軽減）で対応できる．下顎位が偏位しているかと，CR・生理的顆頭安定位＝ICP にするような治療まで必要とするかは，症例により慎重に判断する．わずかな偏位でも咬合調整は非常に煩雑となる．

### 参考文献

1. 栃原秀紀，牛島隆，永田省蔵，山口英司．ブラキシズムのプロトコール．補綴臨床 2006；39（4）：395，2007；40（4）：373.

2. 加藤隆史．睡眠時ブラキシズムのメカニズム．日本歯科医師会雑誌 2011；63（11）：23.

3. Lobbezoo F，A arab,G，van der Zaag J．睡眠ブラキシズムの定義，疫学，病因，．In：Lavigne GJ, Cistulli PA, Smith MT・編．古谷野潔・訳．歯科医師のための睡眠医学：その実践と概要．東京：クインテッセンス出版，2010：95-100.

4. International Classification of Sleep Disorders：Diagnostic and Coding Manual, 2nd ed.. American Academy of Sleep Medicine, 2005.

5. Mcneill C・監修．Goddard G, 和嶋浩一，井川雅子・著．TMD を知る．東京：クインテッセンス出版，1994.

6. Thompson BA, Blount BW, Krumholz TS. Treatment approaches to bruxism. Am Fam Physician 1994；49（7）：1617-1622.

7. 今井俊広，今井真弓．臨床咬合補綴治療．東京：クインテッセンス出版，2009.

8. Rugh JD, Solberg WK. Psychological implications in temporomandibular pain and dysfunction. In：Zarb GA, Carlsson GE・eds. Temporomandibular joint function and dysfunction. St. Louis：CV Mosby, 1979：239-258.

9. 小林義典．ブラキシズムの発現メカニズムにおける咬合因子の役割．In：加藤熙，押見一，池田雅彦・編著．日本歯科評論臨時増刊　ブラキシズムの基礎と臨床，原因，診断，対応．東京：日本歯科評論，1997；141-163.

10. Manns A, Chan C, Miralles R. Influence of group function and canine guidance on electromyographic activity of elevator muscles. J Prosthet Dent 1987；57（4）：494-501.

11. Klineberg I, Jagger R・編集，管野太郎・監訳．オクルージョン＆クリニカルプラクティス．東京：医歯薬出版，2007.

12. 寺中敏夫，向井義晴．象牙質知覚過敏はなぜ起こる？　歯界展望 2010；116（4）：601.

13. Pashley DH. Dentin permeability, dentin sensitivity, and treatment through tubule occlusion. J Endo 1986；12：465-474.

14. McCoy G. Dental compression syndrome：a new look at an old disease. J Oral Implantol 1999；25（1）：35-49.

15. 続肇彦，鈴木尚，北川原健，宮地建夫，下野正基．力を読む（上）．補綴臨床　1998；31（1）：25-29.

16. 歯科技工工別冊目で見る顎口腔系の世界．医歯薬出版，1998.

17. 宮地建夫，下野正基，鈴木尚，北川原健，続 肇彦．座談会：力を読む（上）．補綴臨床 1998；31（1）：19-74.

18. 木野孔司．顎関節症の増悪因子としての歯列接触癖．日歯医師会誌 2008：60（11）：1112-1119.

19. 桑田正博，茂野啓示．実践咬合調整テクニック．東京：医歯薬出版，2009.

20. Magne P, Belser UC. 臼歯部における機能圧の分布状況：数量化モデルを用いた計測実験．PRD 2002；10（6）：11-19.

21. Gibbs CH, Mahan PE, Mauderli A, Lundeen HC, Walsh EK. Limits of human bite strength. J Prosthet Dent 1986；56（2）：226-229.

第3章

# 歯冠修復治療と咬合

## 3-1 歯冠修復治療で指標とする咬合とは

歯冠修復治療においては，1本の歯の治療でも咬合とかかわっている．咬合を"さわるしかない"のである．では，歯へのメカニカルストレスを回避するため，第2章でも提示したすべての項目（**表1**）を調整する必要があるのだろうか？　日常臨床でもっとも多く行われている咬合調整は，最大咬頭嵌合位（以下，ICP）での不均等な咬合接触の調整，**表1**に示す機能時の干渉の調整である．しかし，症例や治療の内容によっては，**表1**の1〜3も必要性を見極め，治療の方針を決定すべきである．

顎関節と咀嚼筋が生理的に健全な状態で，上下顎歯が適切な咬合高径でICPとなれば，顎口腔系は力の観点から生理的に安定した状態を維持できる．そのため，歯冠修復治療において，治療目標は，顎口腔系のユニットが生理的に安定した状態である（**図1**）[1]．はじめにみなければならないのは，**目の前の治療すべき患者は「顎口腔系のユニットのどこの調子が悪いのか」**である．悪い

ところがわかれば修正も適切にできる．そのためには歯冠修復の範囲や症状により必要な診査を行わなければならない（**図2**）．

**表1** 歯にとってメカニカルストレスとなる歯の接触．

| 1. 機能時の咬頭干渉 | ①作業側での干渉負荷<br>②非作業側での干渉負荷<br>③前方運動での干渉負荷<br>④前側方運動での干渉負荷 |
|---|---|
| 2. CRからICPへの偏位（centric slide）での歯の干渉負荷 | ①早期接触での負荷<br>②早期接触からICPへの偏位を受け止める負荷 |
| 3. 非機能時（パラファンクション時）の干渉 | ①覚醒時の6倍以上の咬合力<br>②干渉負荷を受ける部位は1の①〜④，2の①，② |

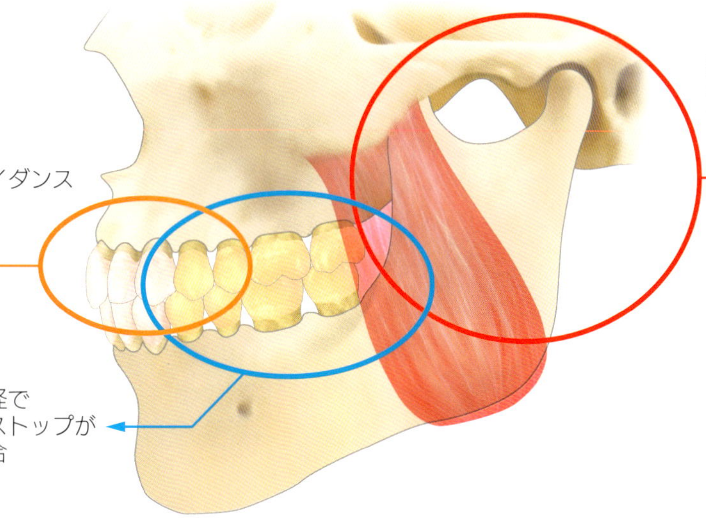

**図1** 顎口腔系が安定を保つための生理的咬合（physiological occlusion）の指標．左右の顎関節と咀嚼筋が生理的な状態を維持できるところで，上下顎歯は咬合することが望ましい．
＊CR・生理的顆頭安定位＝ICP……CR・生理的顆頭安定位の下顎位で上下歯が最大咬頭嵌合する状態のことを，本書では簡略してこのように表記する．

| 3-2 | 治療する下顎位を判断する |

歯冠修復治療が必要な歯がある場合，その患者に必要な治療を分類して判断する必要がある（**表2**）．筆者らは有効な分類として「Lytle & Skurow の修復治療の4分類」[2]をよく参考としている．しかし、本書では大きく，最大咬頭嵌合位（ICP）で治療すべきか，中心位（CR）・生理的顆頭安定位で治療すべきかで考えてみよう．

## ICP の下顎位での治療症例

バーティカルストップ・咬合高径・アンテリアガイダンス・TMD などに問題がなければ，配慮すべきは現状の咬合高径の維持と，メカニカルストレスとなる咬頭干渉の状態である．

### ICP の下顎位で治療した症例①（図2a～l）

主訴は，6| のメタルセラミッククラウンの破折のため，クラウンを新しくすることであった．治療を要する歯はこの1本だけである．この1本にどのような配慮が必要であろうか？　1本であっても，状況や素材によって必要な配慮がある．6| のメタルセラミッククラウンは8年前に装着して，前年7| の抜歯までは，欠けることもなく問題がなかった．素材がセラミックスであること，最後臼歯になったこと．隣接歯がインプラントになったことなどへの配慮が必要となった．

**表2**　診査項目．症例により（各患者の問題により）①～⑬のなかで必要な診査を行う．すべての症例に①～⑬のすべての診査が必要というのではない．＊参考文献1より

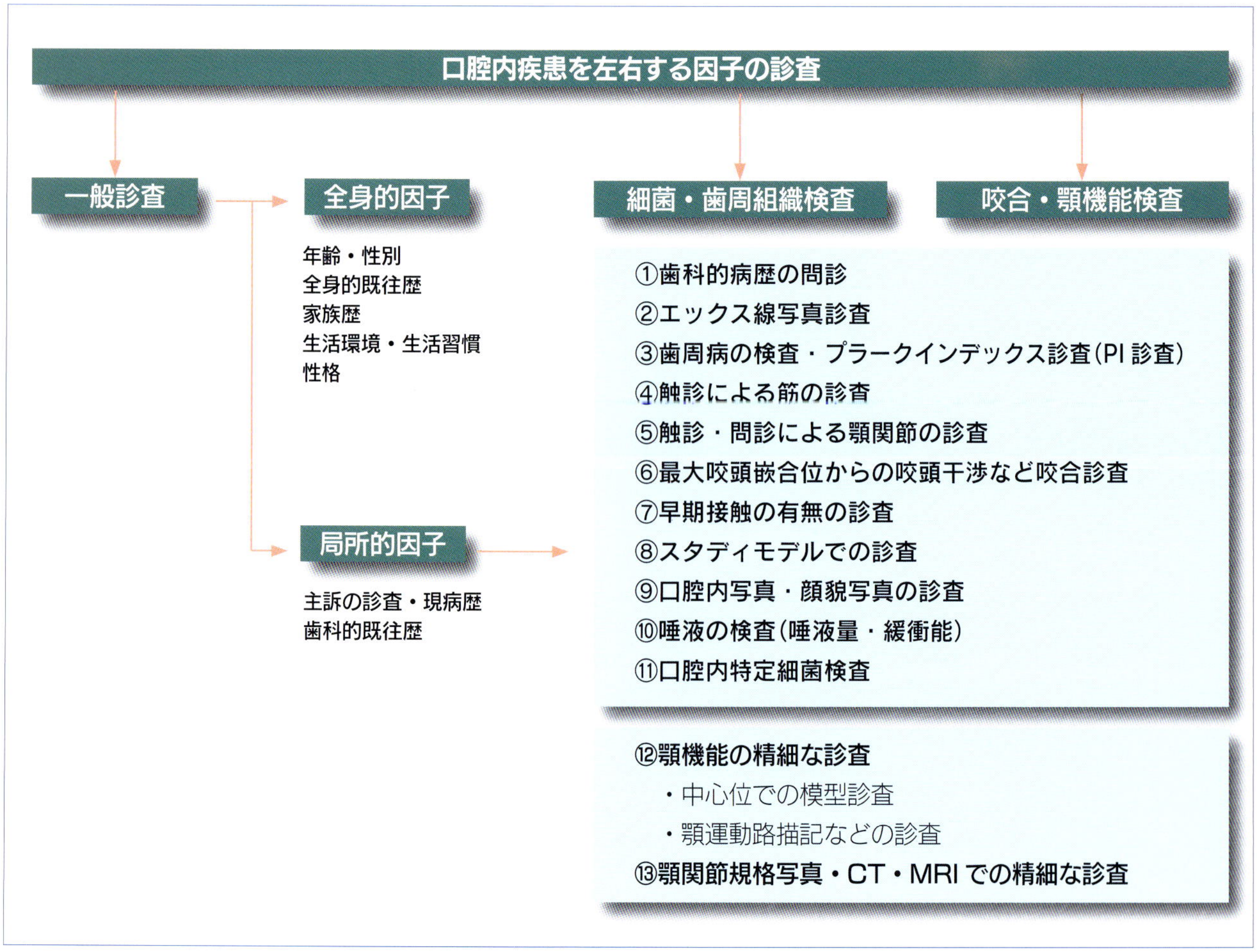

**口腔内疾患を左右する因子の診査**

**一般診査**

**全身的因子**
年齢・性別
全身的既往歴
家族歴
生活環境・生活習慣
性格

**局所的因子**
主訴の診査・現病歴
歯科的既往歴

**細菌・歯周組織検査**　**咬合・顎機能検査**

①歯科的病歴の問診
②エックス線写真診査
③歯周病の検査・プラークインデックス診査（PI 診査）
④触診による筋の診査
⑤触診・問診による顎関節の診査
⑥最大咬頭嵌合位からの咬頭干渉など咬合診査
⑦早期接触の有無の診査
⑧スタディモデルでの診査
⑨口腔内写真・顔貌写真の診査
⑩唾液の検査（唾液量・緩衝能）
⑪口腔内特定細菌検査

⑫顎機能の精細な診査
・中心位での模型診査
・顎運動路描記などの診査
⑬顎関節規格写真・CT・MRI での精細な診査

## ICP の下顎位で治療した症例

ICP で治療症例① —— バーティカルストップ，咬合高径，アンテリアガイダンス，TMD 問題なし

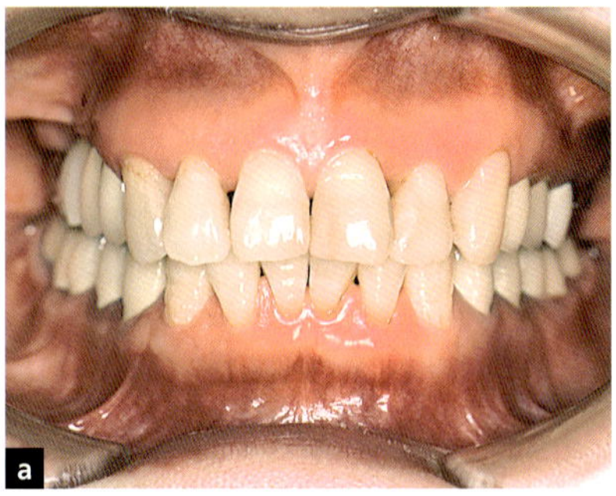

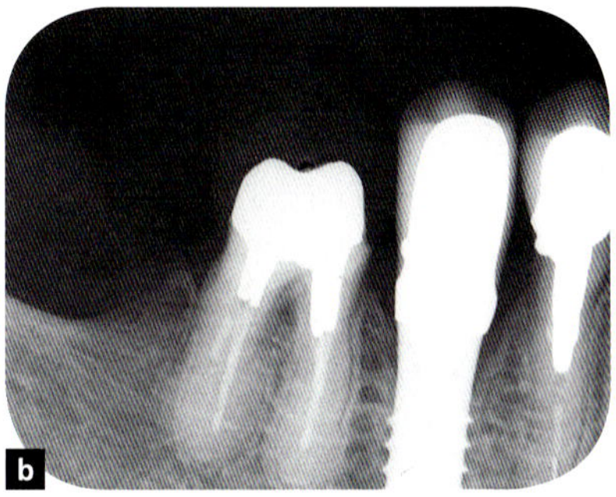

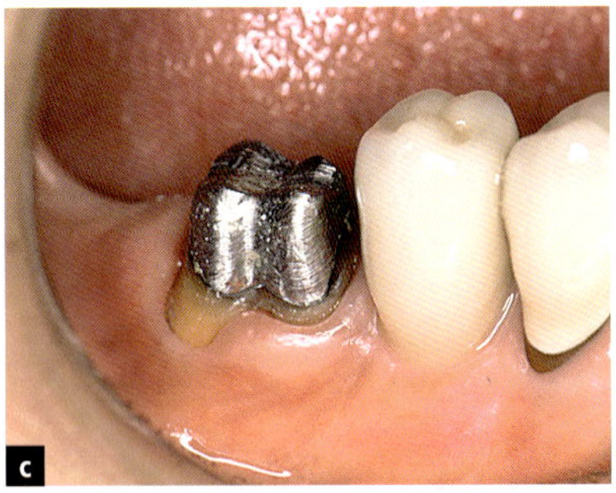

**図 2 a** ⌐6⌐の歯冠修復のみ（TMD などの問題はなし）．
**図 2 b** 支台歯のデンタルエックス線．⌐5⌐がインプラント，⌐7⌐は欠損．上顎はブリッジで⌐7⌐の挺出の可能性はないので，⌐6⌐だけの歯冠修復治療となった．どのような咬合を与えればよいだろうか．
**図 2 c** 支台歯の状態．

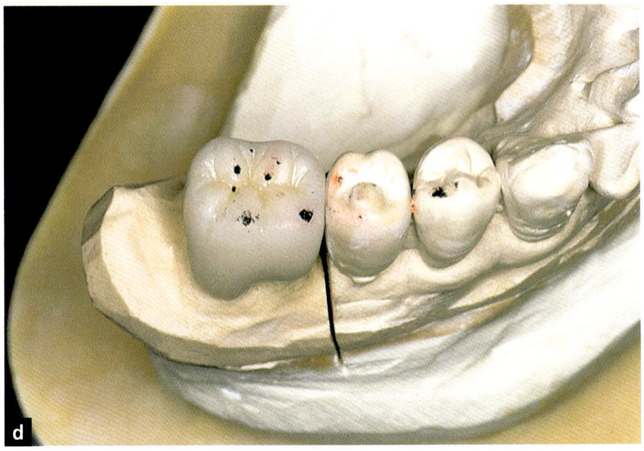

**図 2 d〜f** 模型での制作時は⌐6⌐の接触のほうが強いくらいであるが（**d**），口腔内では⌐5⌐の接触のほうが強かった（**e**）．シリコン材で接触状態を調べるとよくわかる（**f** 矢印部）．歯根膜のないインプラントと天然歯では被圧偏位が異なる．これは模型上では調整できないことであるので，口腔内での観察が必要．

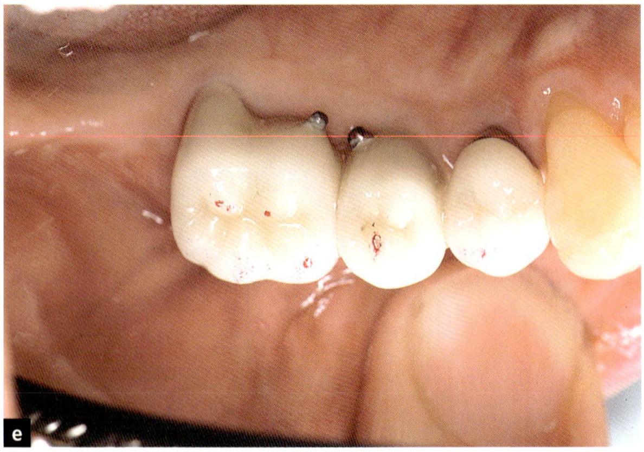

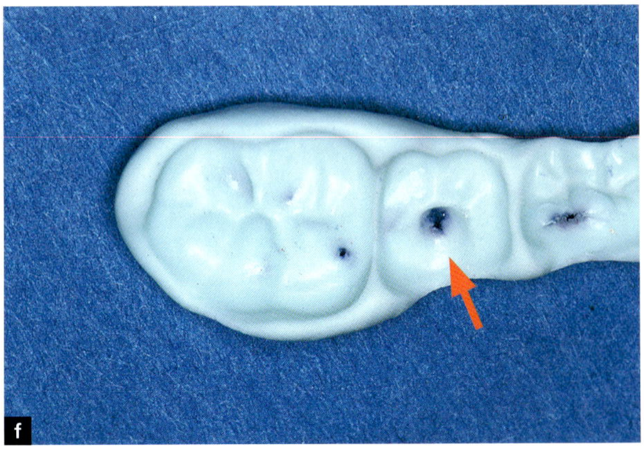

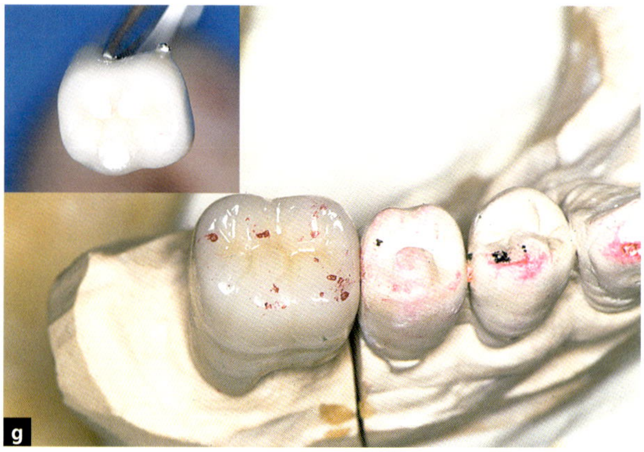

**図 2 g～i** セラミックスを盛り，再調整し，口腔内で接触点の調整をした．メタルクラウンなどのときは後で盛り足すことが困難であるため，隣在歯がインプラントであるときは，若干高めに製作することを技工サイドに指示する．

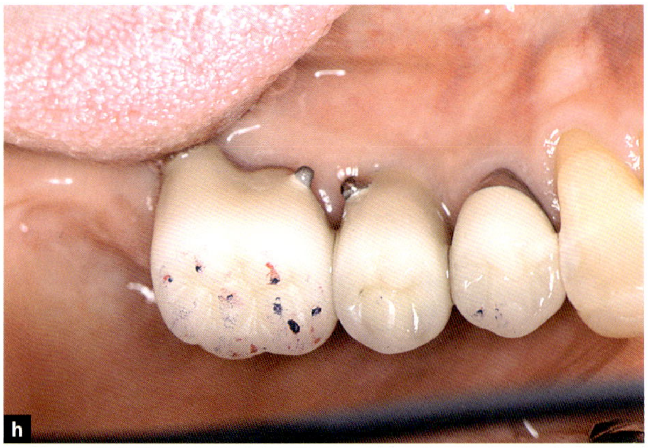

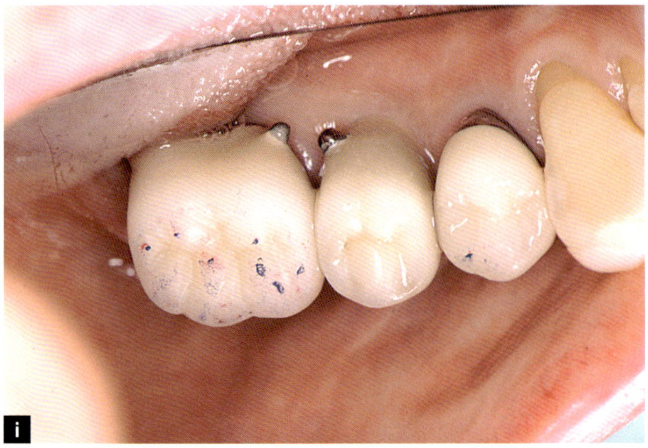

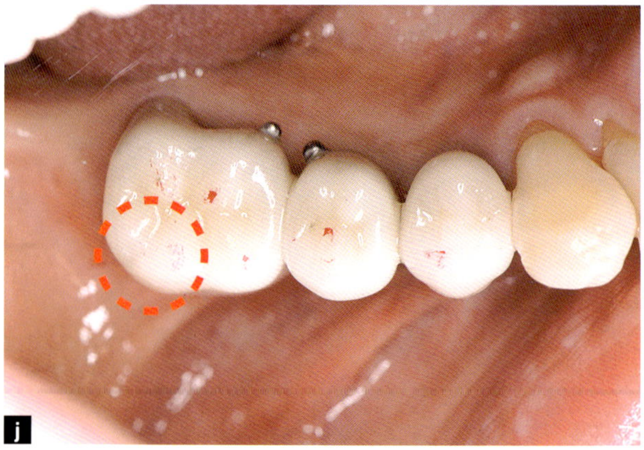

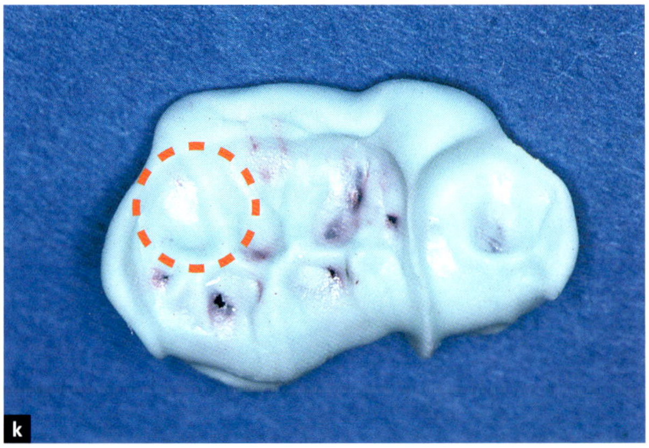

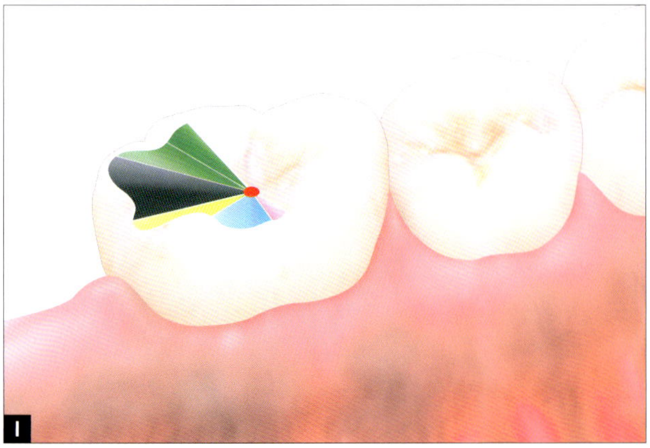

**図 2 j～l** この症例は現状の ICP で歯冠修復物を製作した．7⃣の欠損のため下顎右側の最後臼歯となったこの6⃣の歯冠修復物へ，以下のことを配慮した．
①6⃣が天然歯，5⃣がインプラントなので，被圧偏位の違いに注意．
②機能時咬合（機能時咬頭干渉）への配慮．歯にとって負荷となる咬合接触にはつぎのものがある．
・機能時の咬頭干渉（作業側での干渉，非作業側での干渉，前方運動での干渉，前側方運動，後方偏位での干渉）
・パラファンクション（ブラキシズム）時の干渉
③パラファンクションへの配慮．6⃣セラミッククラウンを保護するために，遠心壁（**図 2 j** ○部）をメタルデザインとする方法もあるが，下顎運動を干渉し，歯冠修復物や歯に負荷がかかることを避けるため（**図 2 k, l** 青・緑エリアの干渉），この症例では**図 2 j** ○印に接触点を設けていない．

037

## ICP の下顎位で治療した症例②—— ICP で治療するか診査してから決定すべき症例（図 3 a〜r）

主訴は 4| の動揺．デンタルエックス線写真（**図 3 d**）からも 4| は保存不可能であった．インプラント治療は拒否されたため，設計は ⑤4③ のブリッジとなる．4| のみが部位特異性に歯周病が進行したこと，上顎前歯の離開など，咬合の不調和の懸念がもたれた．下顎位の診査も行った．中心位（CR）・生理的顆頭安定位で装着した診断用模型（**図 3 f**）から，下顎の偏位を認めた（**図 3 g**）．しかし，TMD の問診表（**図 3 h**）や顎機能検査（**図 3 i**）においてほとんど問題はない．歯科医師の審美眼からすると，たしかに正中の離開は気になる．下顎の偏位もある．しかし，この患者はそのことに関して不満はない．63歳の現在まで TMD の症状もなく，日常の生活に何の支障もなく，主訴の

4| 部の解決のみを望んでいる．このような症例で，術者の咬合の理想を求めて下顎の偏位を是正するような治療が必要であろうか？　偏位の量は CPI（顆頭位指示表）で右 1 mm・左 1 mm 強であった（**図 3 g**）．この症例は，現状の ICP で治療を行った．

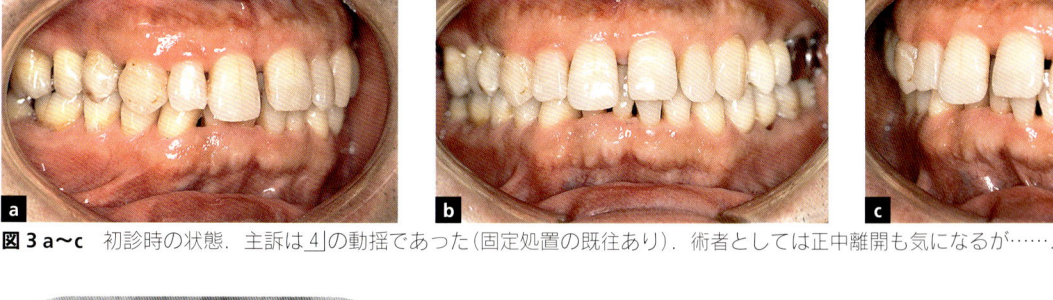

ブリッジのような固定式の欠損補綴では，支台歯のメカニカルストレスをできるだけ回避することを考慮する．この症例は，早期接触は 4| にあり，また，ICP からの右側方運動の際に右側犬歯同士の接触がなく（**図 3 e**），初動において 4| がガイド歯になっていた．4| の歯周病の進行にメカニカルストレスが増悪因子となって加担した可能性が推測された．犬歯誘導の確保と，プロビジョナルレストレーションでの仮着材の溶解の有無を十分に観察することが必要である．

## ICP で治療した症例② —— バーティカルストップ・咬合高径問題なし，アンテリアガイダンスは？　下顎位は？

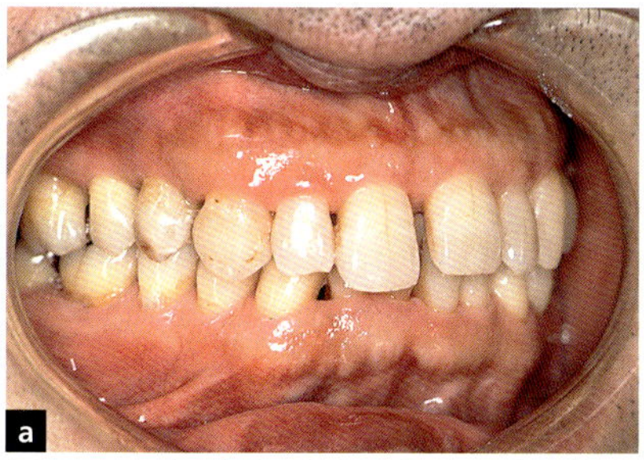

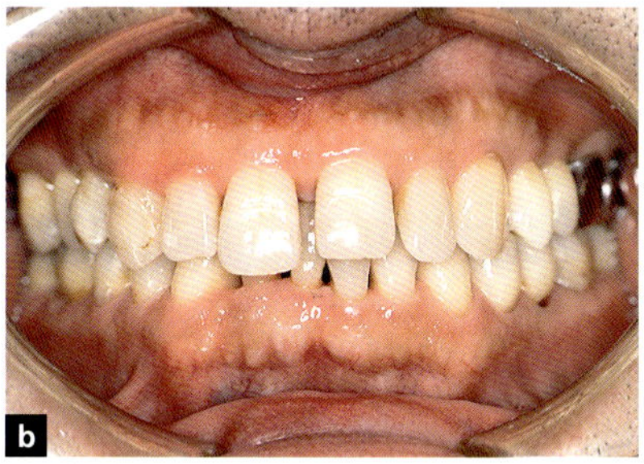

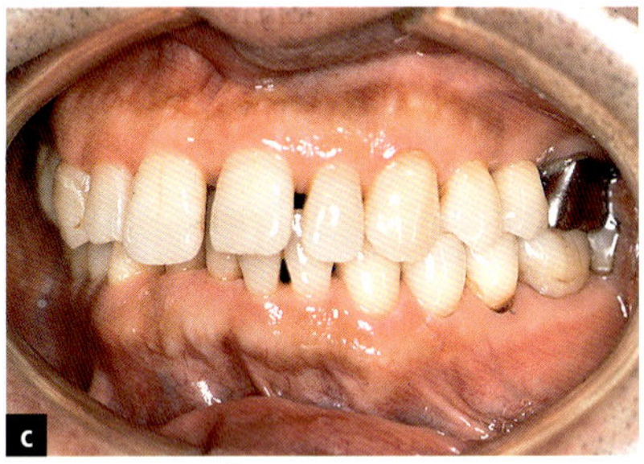

**図 3 a〜c**　初診時の状態．主訴は 4| の動揺であった（固定処置の既往あり）．術者としては正中離開も気になるが……．

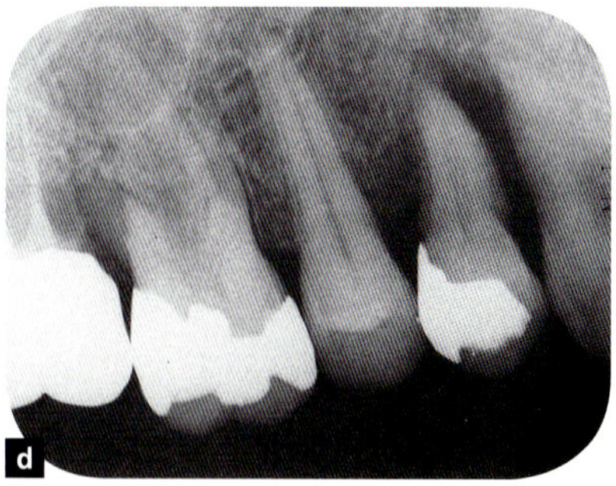

**図 3 d**　デンタルエックス線写真．4| 部は部位特異的な歯周病の進行であった．4| は保存不可能と判断した．

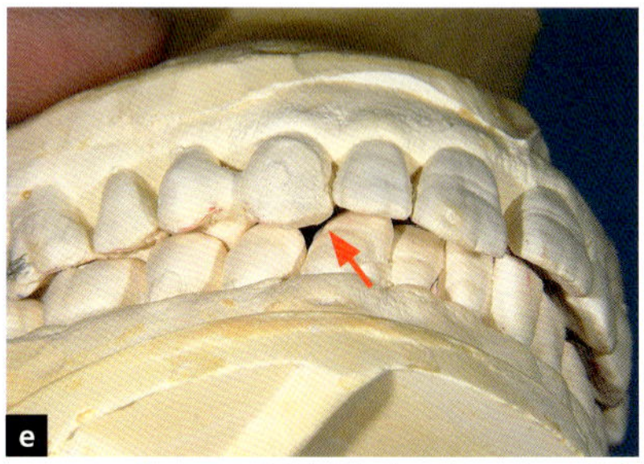

**図 3 e**　ICP での右側の犬歯関係．上下犬歯間にスペース（矢印）があり，側方運動の初期は 4| がガイド歯となっていた．また，非作業側（バランシング）運動でも 4| に干渉があった．口腔内での診査で早期接触が 4| だけでなく，|12 にもあったため，CR・生理的顆頭安定位での模型診査もすることとした．

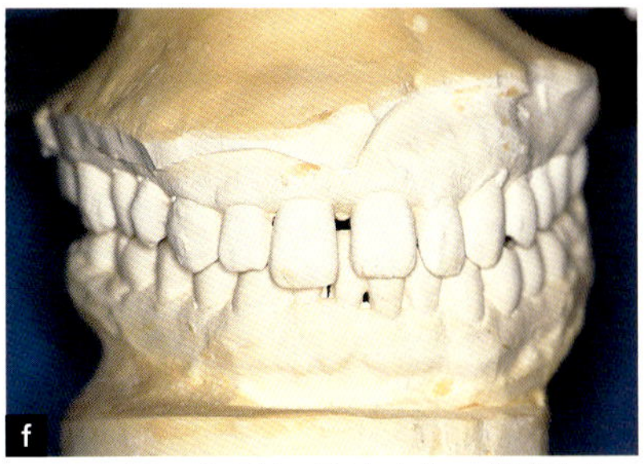

**図 3 f**　CR・生理的下頭安定位で模型診査．4| と |12 に早期接触があった．|12 の唇側転移はセントリックスライドなどの負荷の影響も推測されたが，現在のスライド量はわずかであった．これからさらに押し出されるかという心配はないようであった．

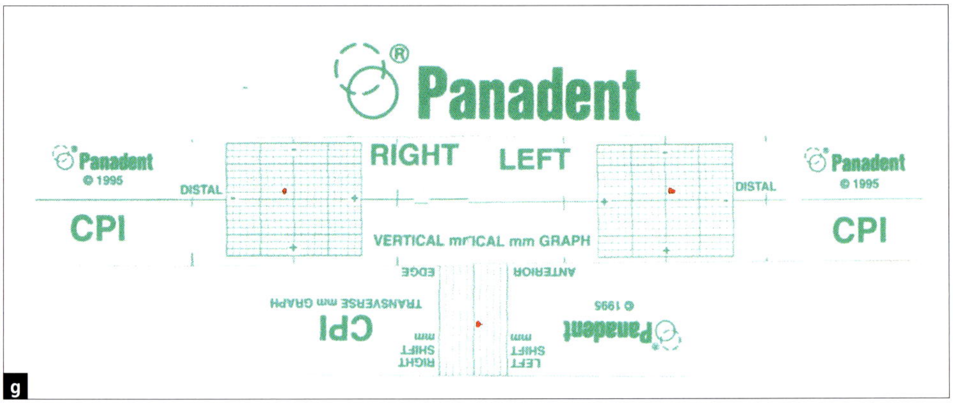

**図3g** CPI(condylar position indicator：顆頭位指示表：咬合器上で中心位における condyle position と，最大咬頭嵌合位における condyle position の位置の差を計測する．グラフの中心が CR 時，赤い点は ICP 時）診査．左右とも1mm 程度の下顎の偏位を確認した．

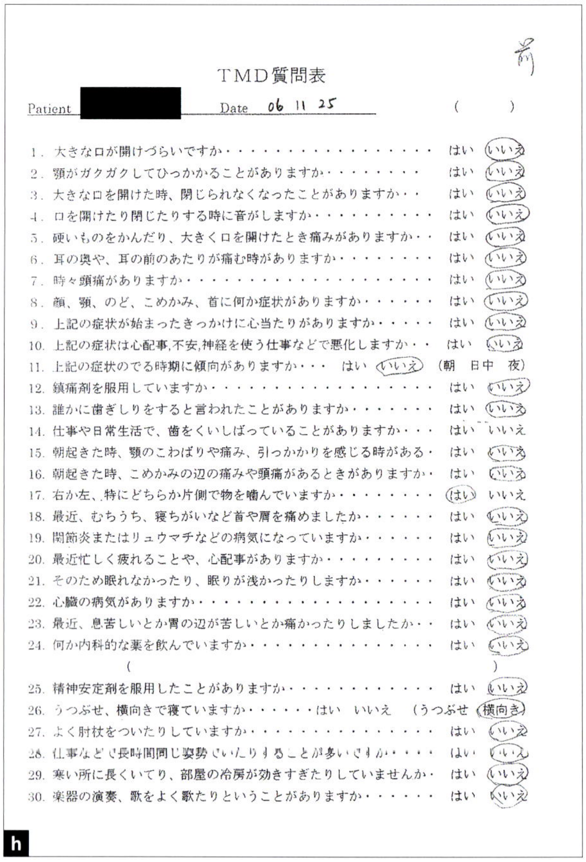

**図3h** 顎機能不全の問診表．TMD にかかわる不快症状や自覚症状は認められなかった．

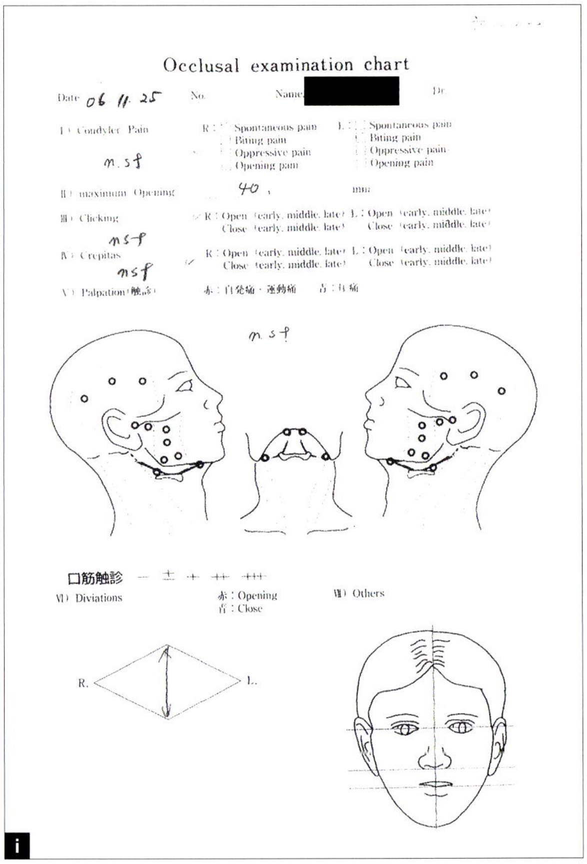

**図3i** 顎関節・咀嚼筋の診査．診査の結果，下顎の偏位はわずかに認められた．偏位による負荷は，アタックされた 4| と |1 2 の歯にかかった可能性がある．しかし，現在は偏位は1mm 程度で顎関節や咀嚼筋などの問題は生じていないため，現状の ICP で治療することにした．

**図3j** 3̲|̲の位置．ICP からの側方運動時に干渉歯となった 4̲|̲が歯周病の進行とともに増悪し，現在に至った可能性が診断されたため，3̲|̲の舌側面形態をプロビジョナルレストレーションで整えていく．

**図3k** 側方ガイドの状態．犬歯誘導の角度や接触状態が強すぎると，犬歯にも負荷となる．

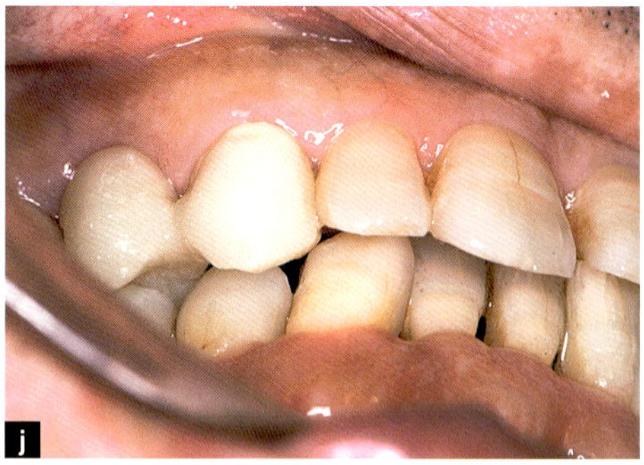

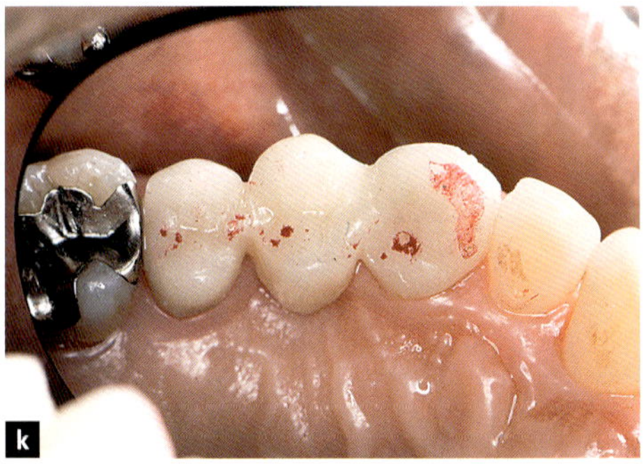

**図3l** 犬歯誘導の角度の調整．抵抗がなくスムーズな誘導ができるようにする．

**図3m** プロビジョナルレストレーションを仮着して3か月．全体的に歯周治療を行いながら経過を観察している．

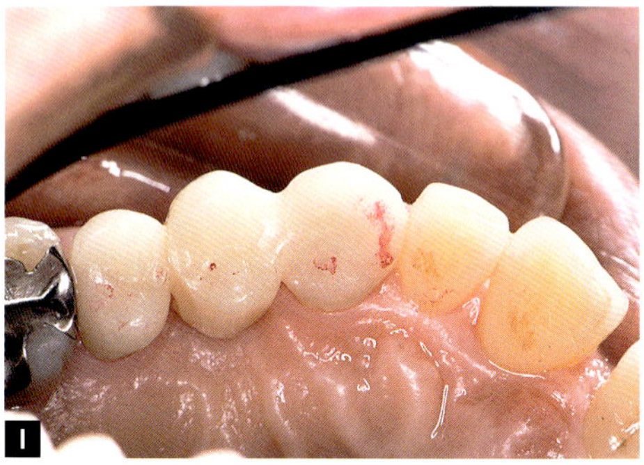

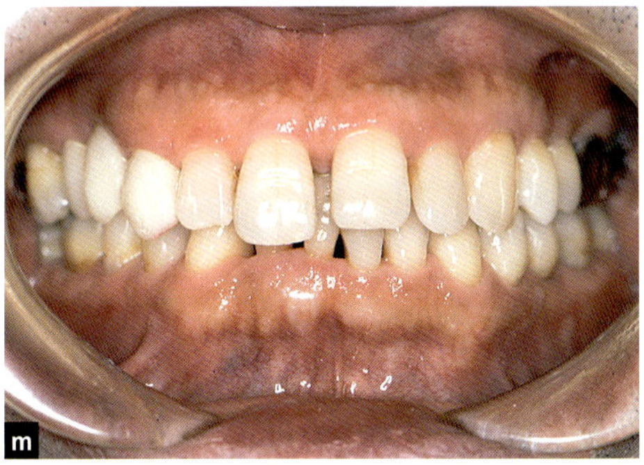

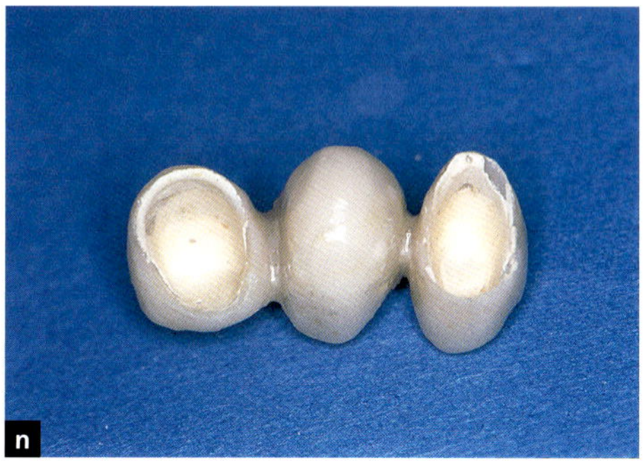

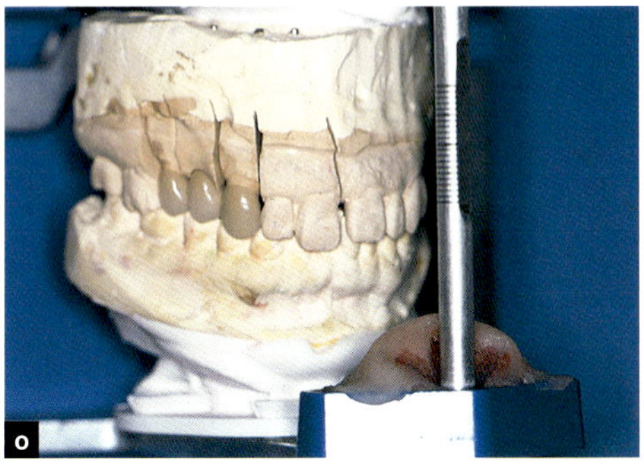

**図3n** ウォッシュアウト（仮着材の溶解）の確認．仮着材のウォッシュアウトがなく，両支台歯への荷重に偏りがないことを確認し，最終歯冠修復物の印象を行うこととした．

**図3o** クロスマウント．犬歯の歯冠修復が含まれるため，長期間プロビジョナルレストレーションを仮着することで得られた患者固有のガイドをインサイザルテーブルにレジンで記録する．このクロスマウントプロシージャー（クロスマウント法：プロビジョナルレストレーションで完成した審美性と機能を作業模型に移し変える）により，最終歯冠修復物にデュプリケート（複製）できる．

**図3p, q** 術後の口腔内とデンタルエックス線写真．

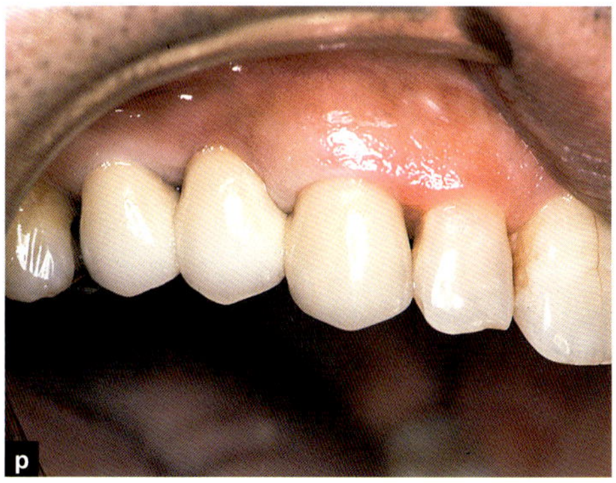

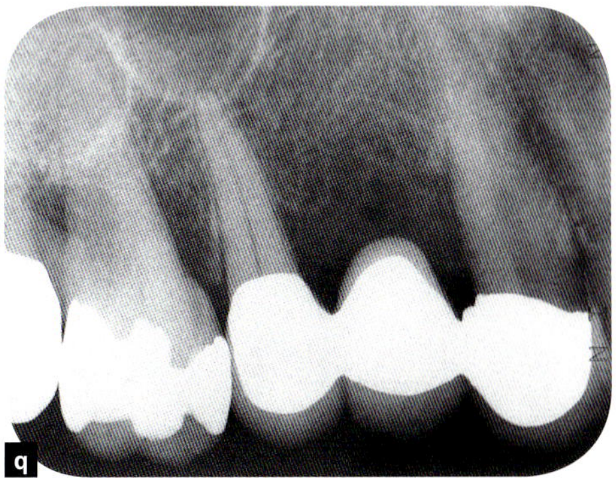

## CR・生理的顆頭安定位で治療した症例

バーティカルストップや咬合高径・アンテリアガイダンスに問題がみられたり，顎関節や咀嚼筋に病的症状がある場合で，1／3 顎以上の歯の歯冠修復治療が必要であれば，CR・生理的顆頭安定位で治療咬合の指標（図1）を目指して治療する．

### CR・生理的顆頭安定位で治療した症例①（図 4 a〜aa）

主訴は上顎右側ブリッジ脱離による咀嚼障害と前歯の審美性の回復であった（図4a〜d）．上顎右側のブリッジが脱離して長く放置されていたため，7」支台歯と7」が接触しており，下顎の偏位と咬合高径の低下も疑われた．TMD の症状も認められた（図 4 e, f）．上顎前歯の審美的治療も希望されていた．治療希望歯は7＋4 となり，4 はブリッジの支台歯であるため，上顎はほぼすべて治療が必要となるので，咬合再構成治療となる．診査の結果図 4 e〜q に示す多くの問題点が認められた．

---

## CR・生理的顆頭安定位での治療症例

CR・生理的顆頭安定位で治療した症例① —— 修復部位 2／3 顎以上，TMD と咬合高径に問題あり

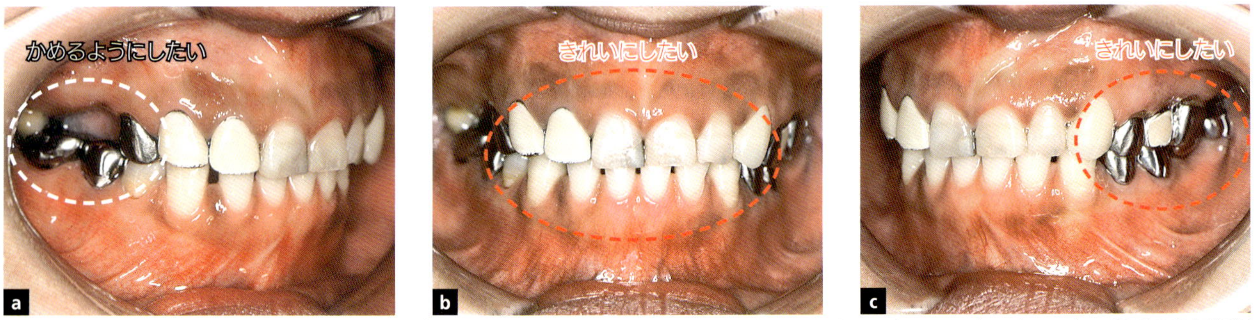

図 4 a〜c　術前の口腔内．主訴は，上顎右側ブリッジの脱離の放置のための咀嚼障害と，前歯をきれいにしたいとのこと．希望の歯冠修復の範囲は上顎 2／3 顎を超える．

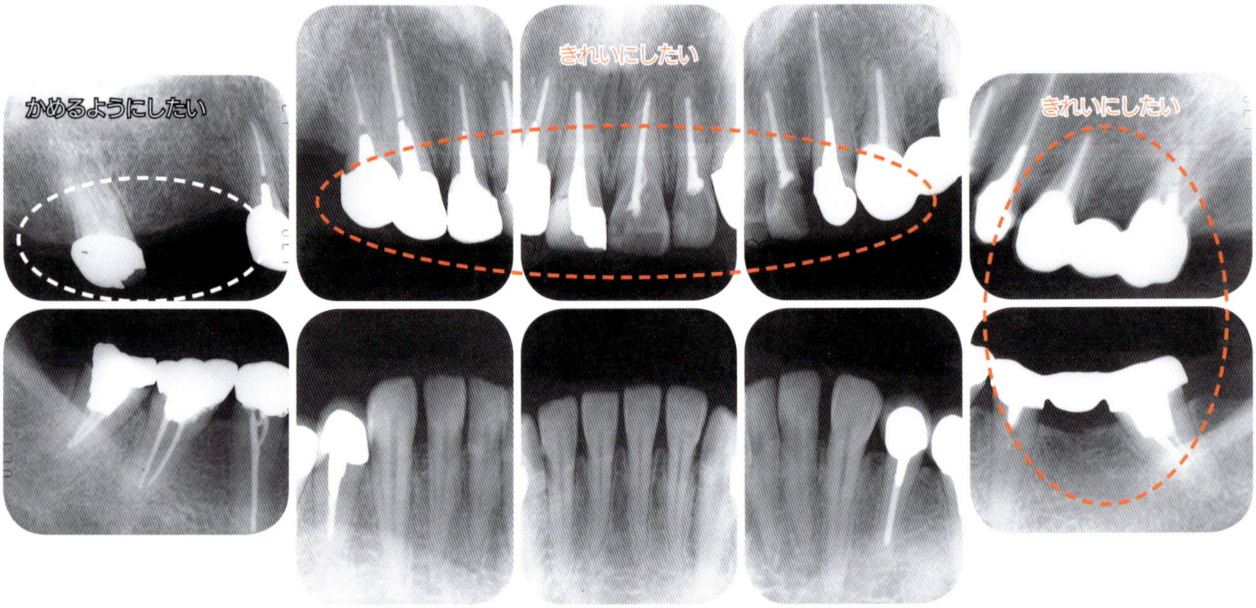

図 4 d　術前のデンタルエックス線写真．上顎はほとんどが失活歯であった．

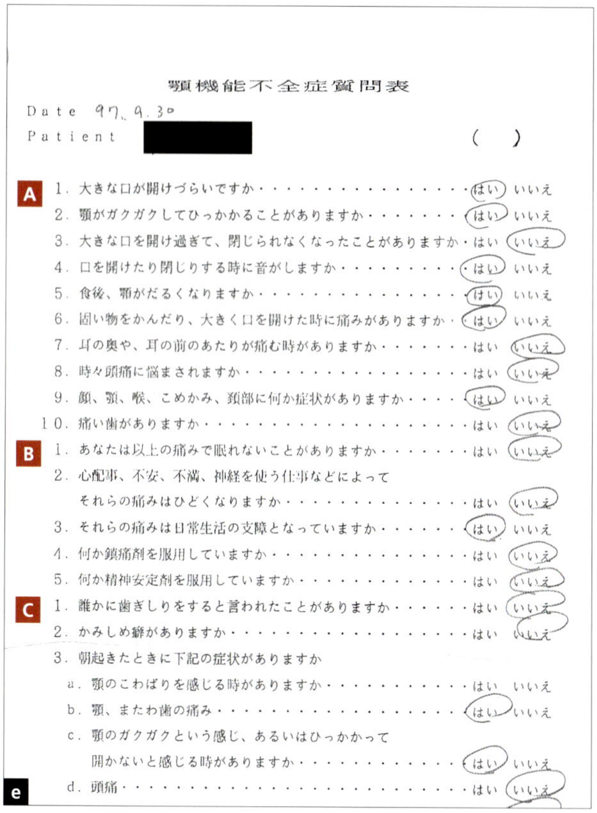

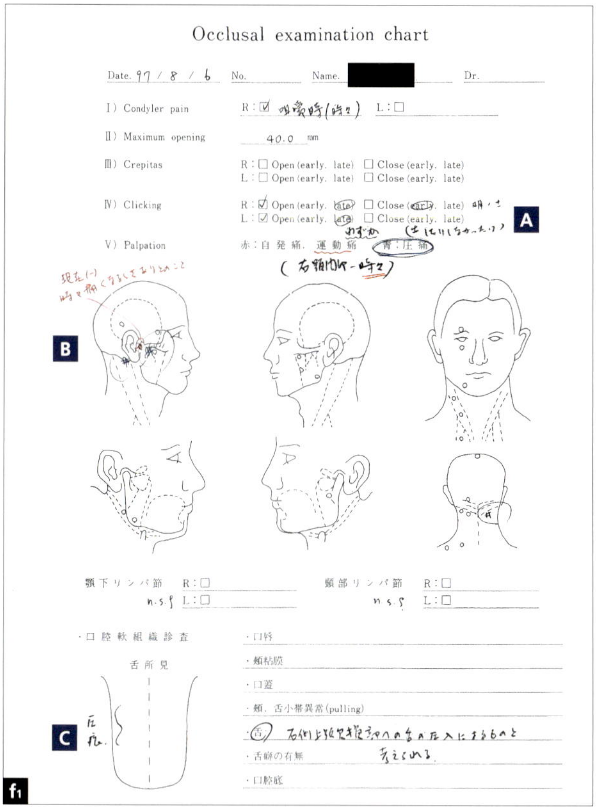

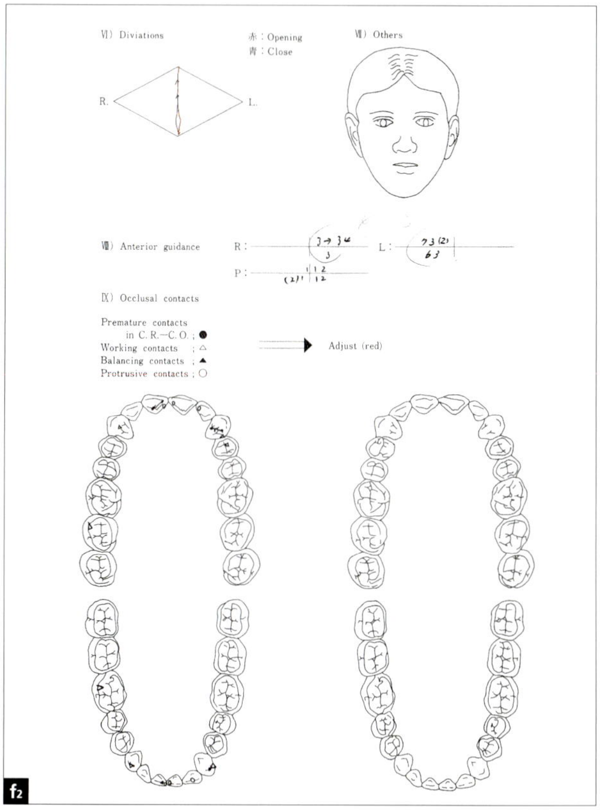

図4e 顎機能不全問診表. 問診表から多くの不快症状, 問題があることがわかった.

図4f₁,₂ 顎関節, 咀嚼筋の問診表. クリッキング**A**, 咀嚼筋の圧痛**B**, 舌の圧痕**C** などが確認された.

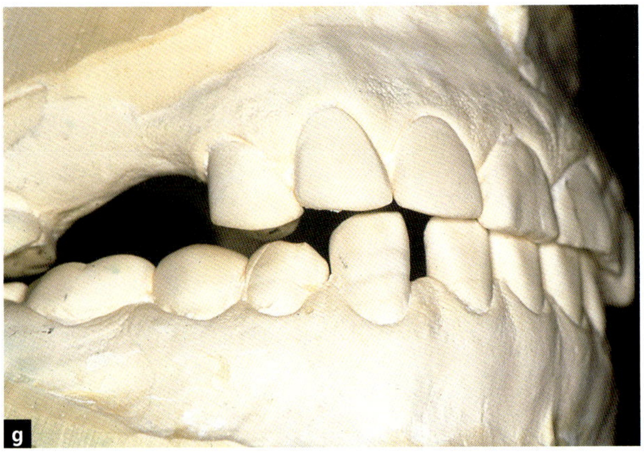

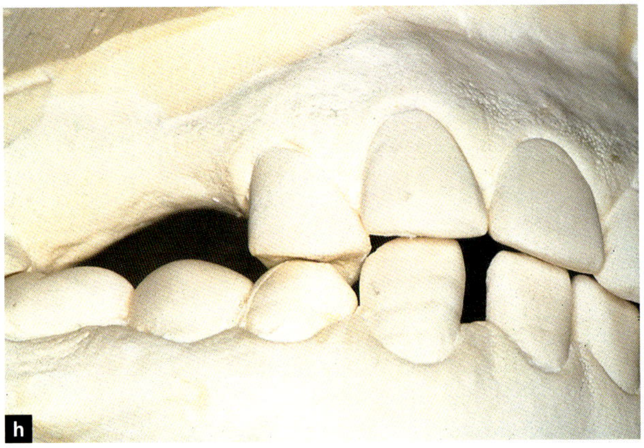

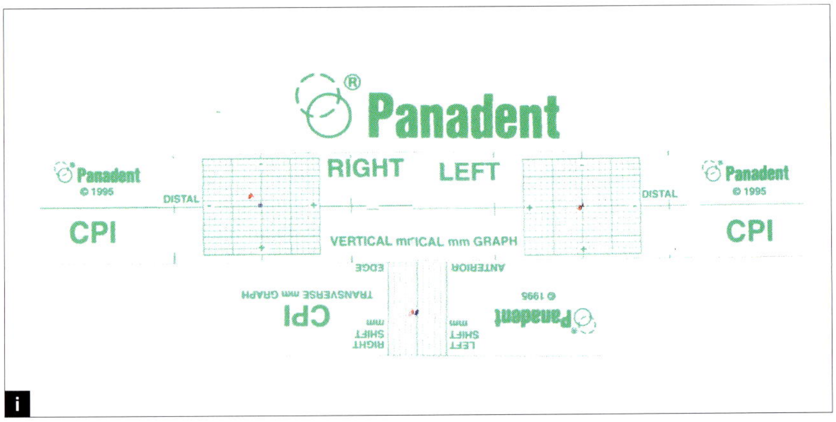

**図4 g～i** CR・生理的顆頭安定位で咬合器に装着した模型診査で、左右捻じれをともなった、かなりの偏位が認められた。**i**：CPI診査（青点：CR時、赤点：ICP時）．

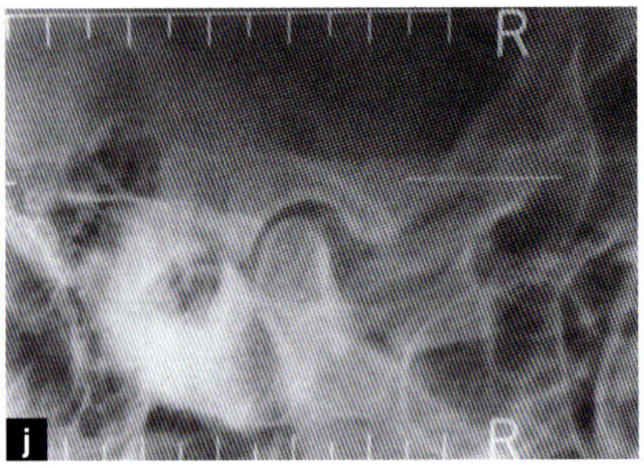

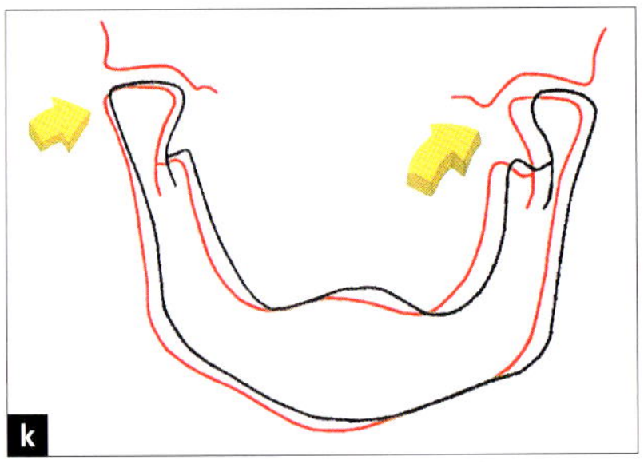

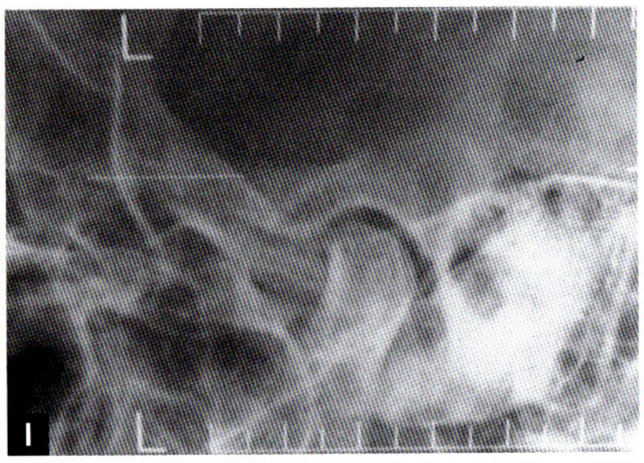

**図4 j～l** 顎関節規格写真の顆頭の位置からもシェーマ（**k**）のような下顎の偏位が確認できた。CPI（**図4 i**）と顎関節規格写真（**図4 j, l**），診断用模型（**図4 g, h**）により，三次元的な下顎の偏位方向を確認することができる．

## 補足　顎関節の正常な状態

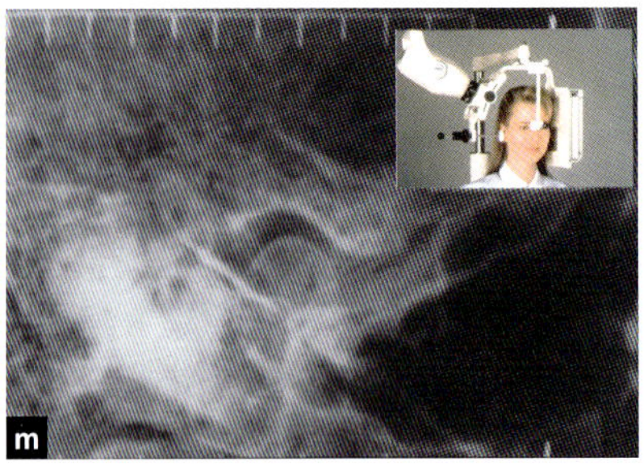

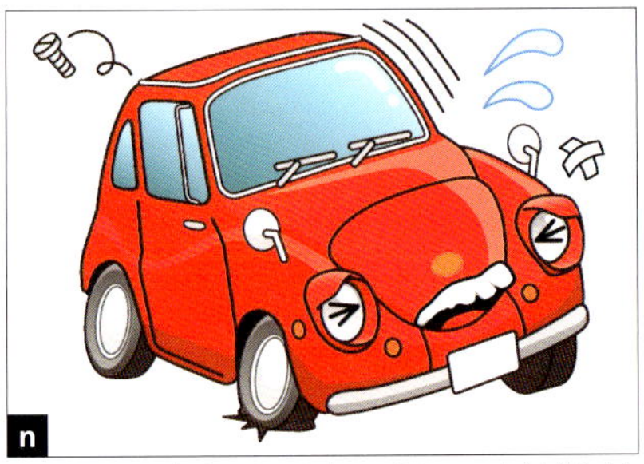

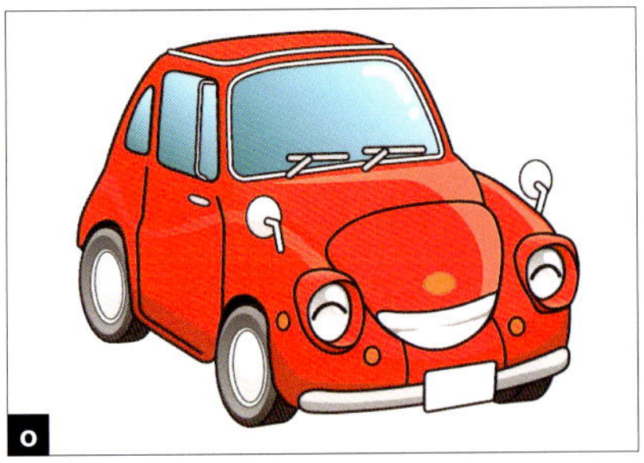

**図4 m** 正常像．ナジオンパットとイアーロッドで固定し，一定の条件で撮影する．

**図4 n, o** 車もパンクして傾いて走り続ければ，他のタイヤは偏摩耗したり，部品も磨耗してくるであろう．メカニカルな力が加わる顎口腔系も同じようなことがいえる．前輪（歯）と後輪（顎関節）が正常な状態であれば，車（顎口腔系）もスムーズに走れる（機能できる）．

**043**

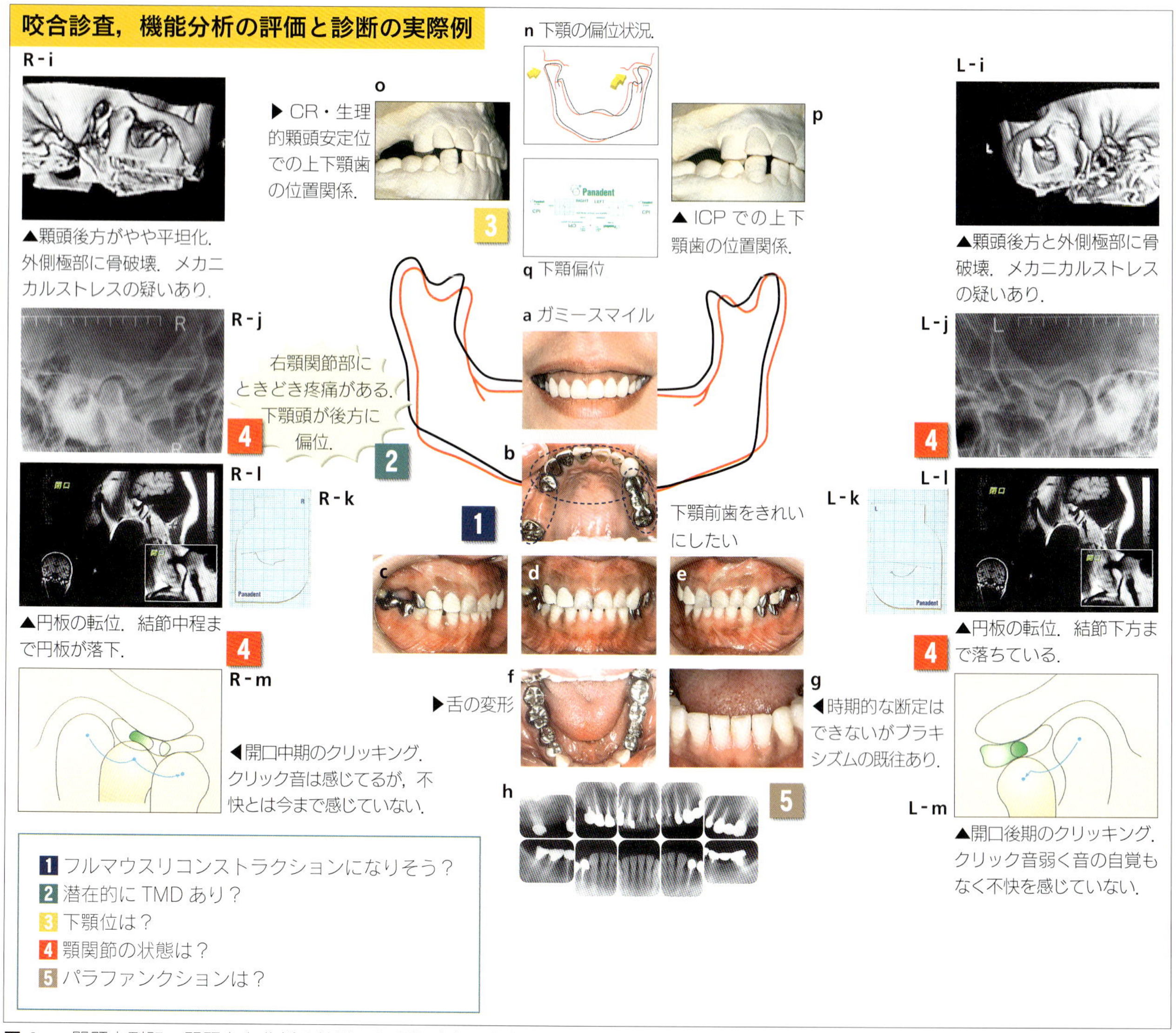

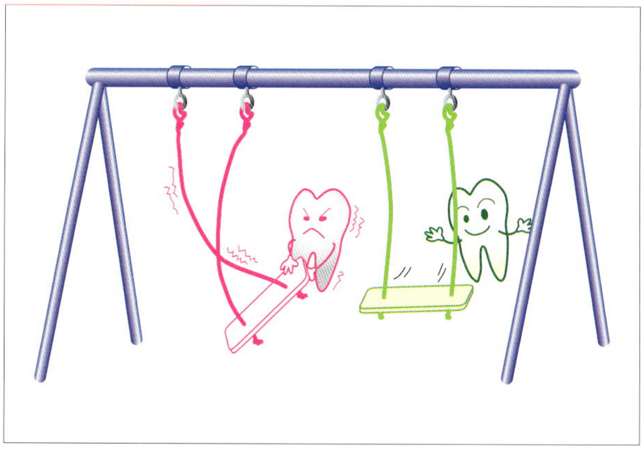

## 咬合診査，機能分析の評価と診断の実際例

**R-i**

▲顆頭後方がやや平坦化．外側極部に骨破壊．メカニカルストレスの疑いあり．

**R-j**

右顎関節部にときどき疼痛がある．下顎頭が後方に偏位．

**R-l**

▲円板の転位．結節中程まで円板が落下．

**R-k**

**R-m**

◀開口中期のクリッキング．クリック音は感じてるが，不快とは今まで感じていない．

**o** ▶ CR・生理的顆頭安定位での上下顎歯の位置関係．

**3**

**n** 下顎の偏位状況．

**q** 下顎偏位

**p** ▲ ICP での上下顎歯の位置関係．

**a** ガミースマイル

**b** 下顎前歯をきれいにしたい

**1**

**2**

**c** **d** **e**

**f** ▶舌の変形

**g** ◀時期的な断定はできないがブラキシズムの既往あり．

**h**

**5**

**L-i**

▲顆頭後方と外側極部に骨破壊．メカニカルストレスの疑いあり．

**L-j**

**L-l**

▲円板の転位．結節下方まで落ちている．

**L-k**

**L-m**

▲開口後期のクリッキング．クリック音弱く音の自覚もなく不快を感じていない．

---

**1** フルマウスリコンストラクションになりそう？
**2** 潜在的に TMD あり？
**3** 下顎位は？
**4** 顎関節の状態は？
**5** パラファンクションは？

**図 4 p** 問題点列記．問題点を分析の結果，生理的咬合の確立のためには，咬合再構成が必要と診断した．

**図 4 q** 顎関節と咀嚼筋を生理的な状態に戻すためには，歯によって決定されていた咬頭嵌合位を解除すればよい．横に引っ張って規制していたブランコも離せば自然に適正にもどるように，筋肉と顎関節が楽なところで嵌合するように歯を並べるか，歯冠修復物を製作することを目標とする．

喪失した構造を復元する

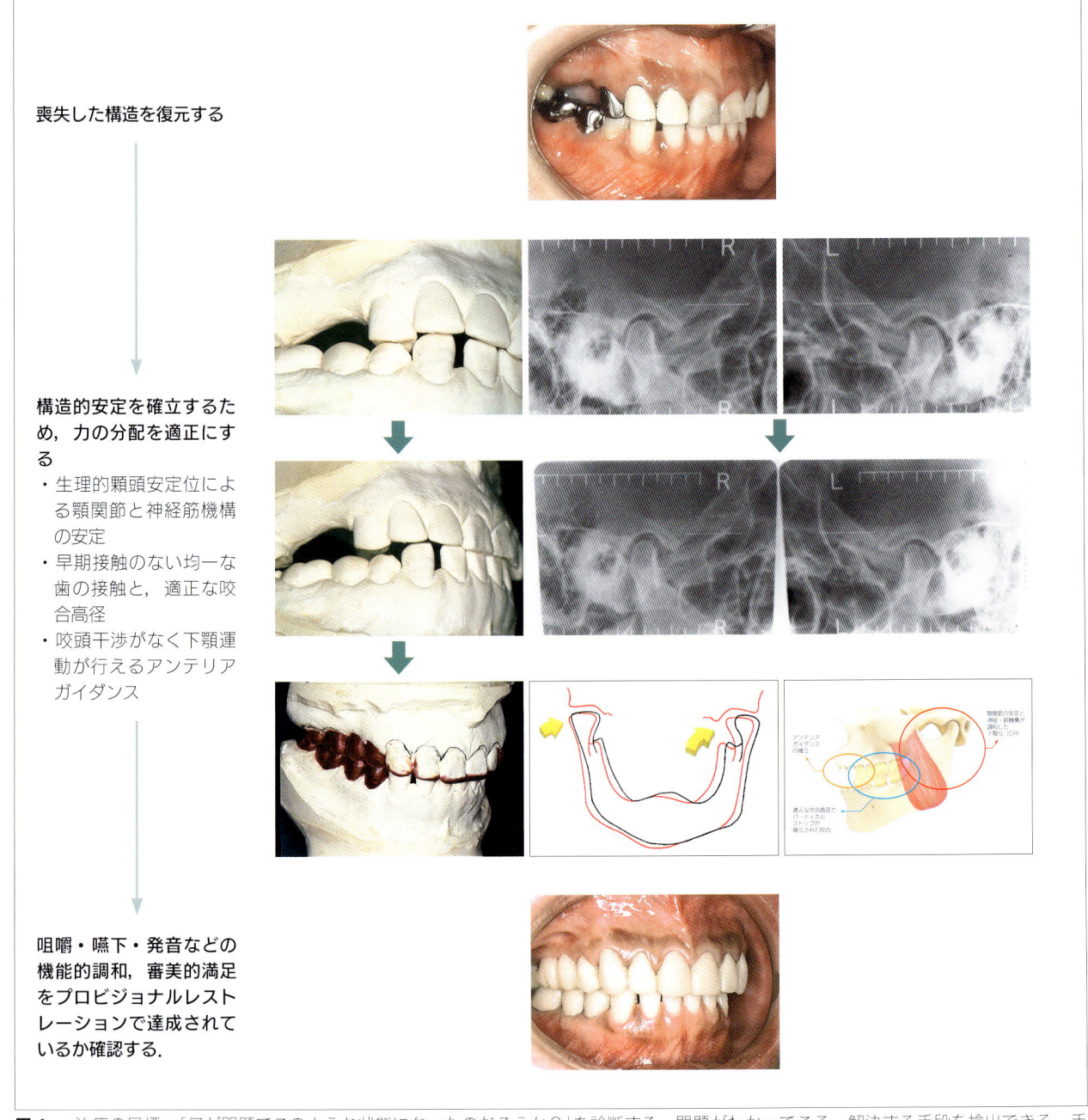

構造的安定を確立するため，力の分配を適正にする
・生理的顆頭安定位による顎関節と神経筋機構の安定
・早期接触のない均一な歯の接触と，適正な咬合高径
・咬頭干渉がなく下顎運動が行えるアンテリアガイダンス

咀嚼・嚥下・発音などの機能的調和，審美的満足をプロビジョナルレストレーションで達成されているか確認する.

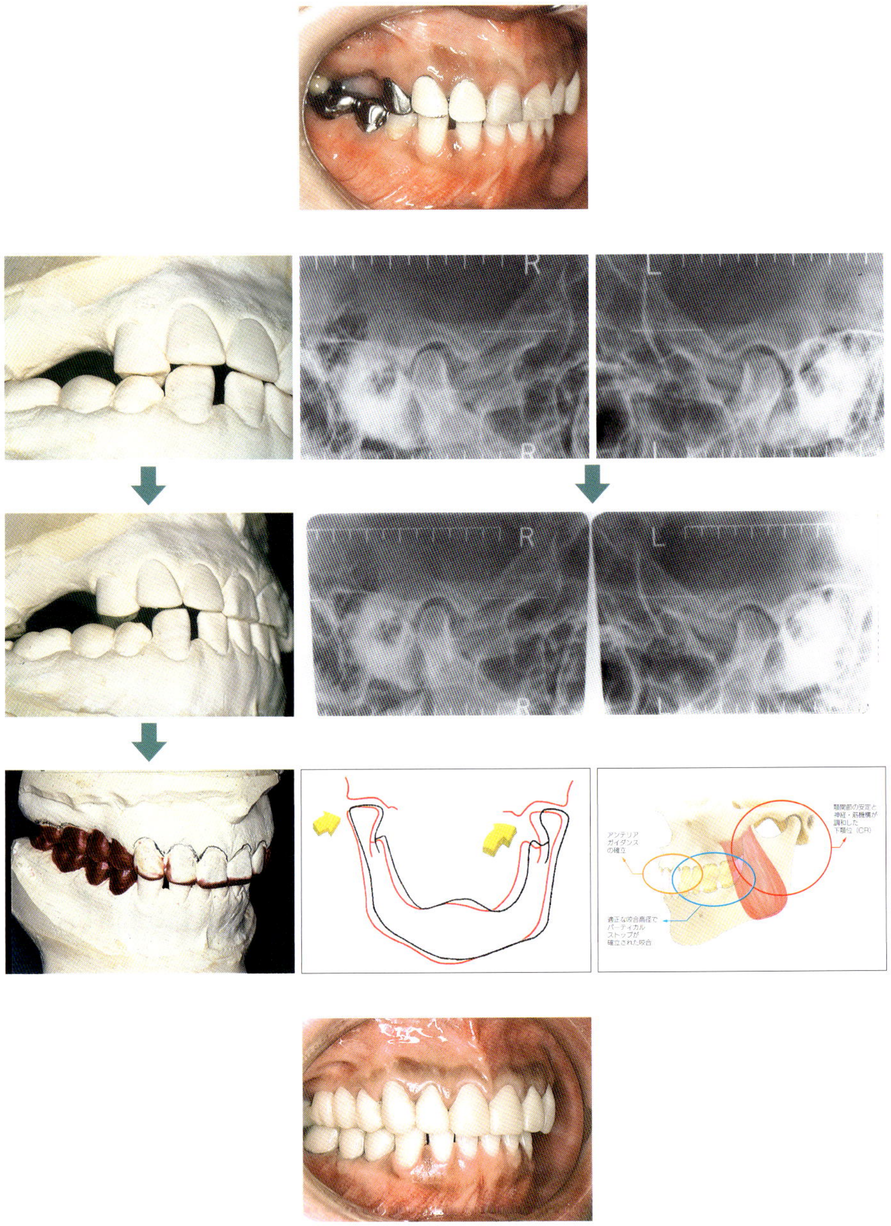

**図4r** 治療の目標.「何が問題でこのような状態になったのだろうか？」を診断する. 問題がわかってこそ, 解決する手段を捻出できる. 手段は1つとは限らない. たとえば, 上顎右側の欠損部に対してインプラントかブリッジかというように, 治療方法は複数ありえる. しかし, この患者にとっていちばん大きな問題は何か？の診断をせずに治療を行っても, 長期にわたる顎口腔系の健康維持は望めないであろう. 適切な診査・診断に基づき, 治療の目標を定め, 治療計画を立案する必要がある.

045

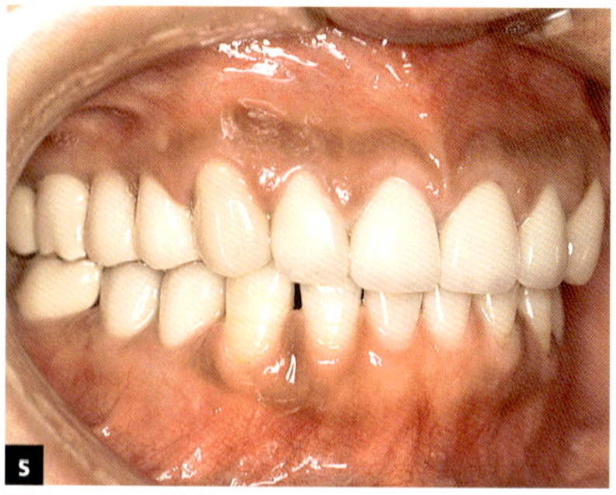

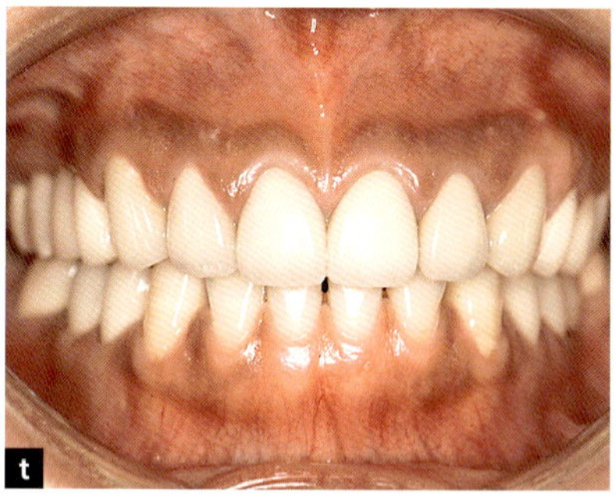

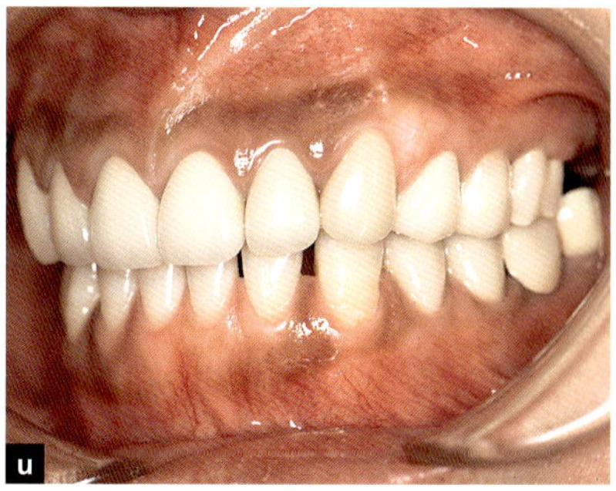

図4 s〜u　術後.

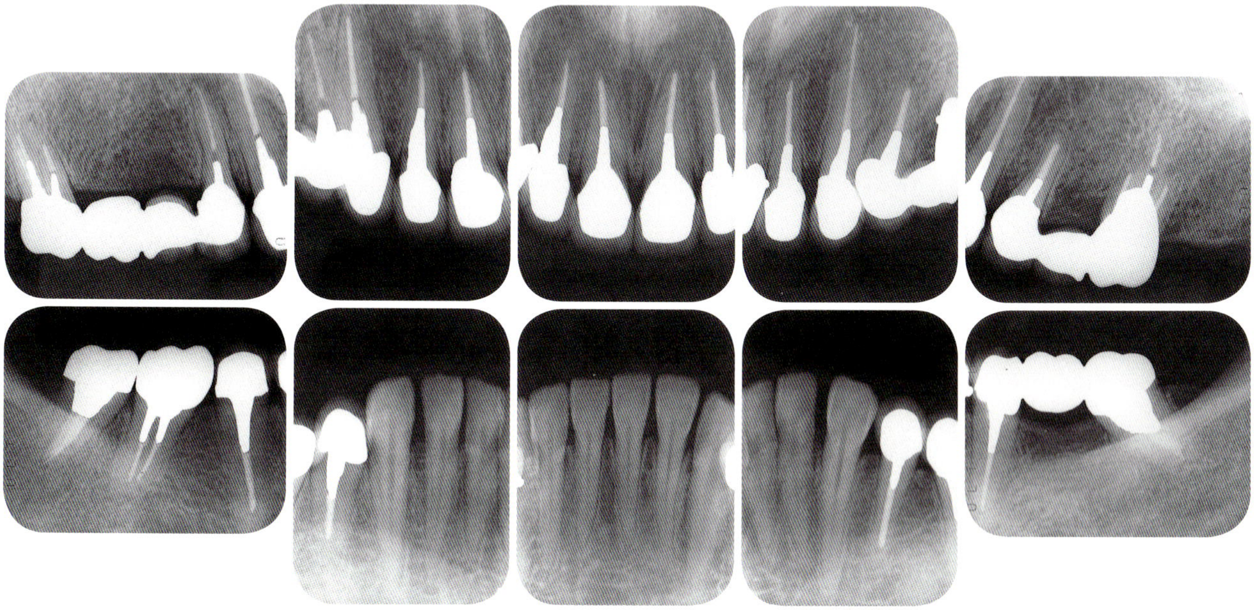

図4 v　術後のデンタルエックス線写真.

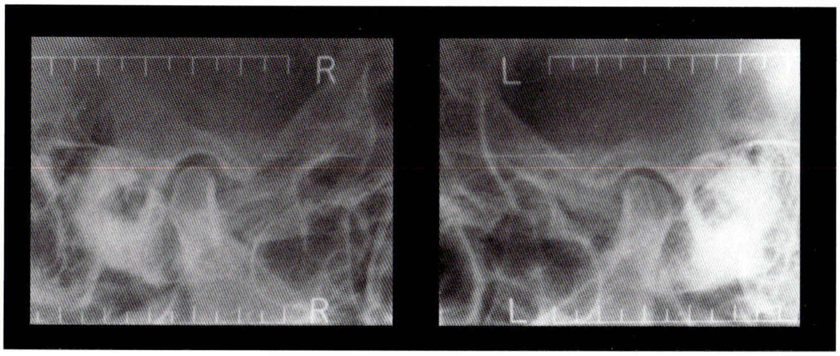

図4 w　術後の顎関節規格写真. 偏位していた顆頭は, 術前より適正な位置になった.

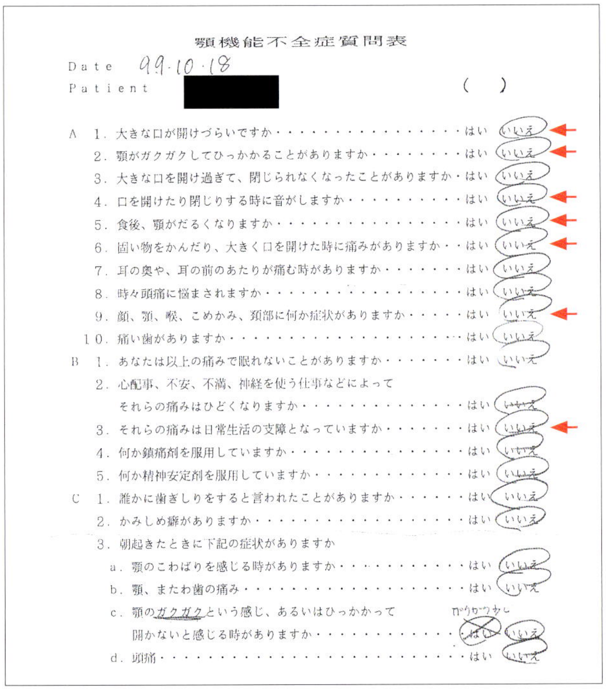

**図4 x** 術後の顎機能問診表．顎機能の症状もほとんどが改善されている．関節円板は復位していないため，たまにクリッキングを感じるようであるが，術前より気にならないという．矢印部は術前「はい」だったところ．

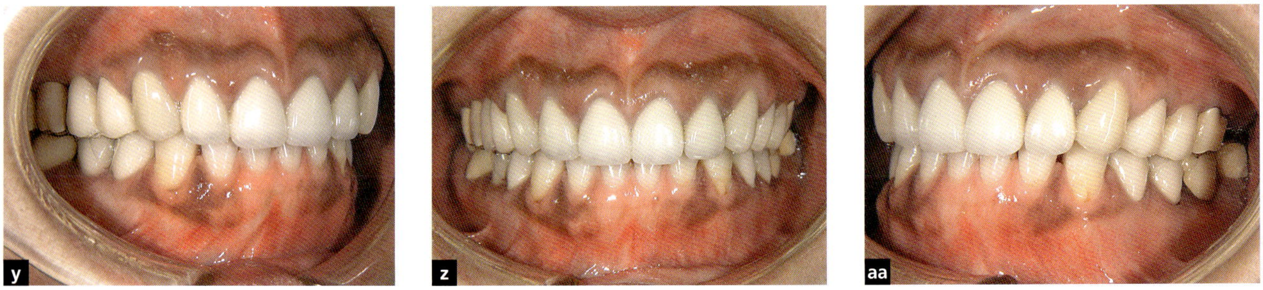

**図4 y〜aa** 術後10年時の写真．顎口腔系が生理的で安定した咬合の確立により，TMD の再発もない．個々の歯へのメカニカルストレスもなく，適正な荷重で機能することができるようになったと考えられる．13年後の現在も，再治療の介入もなく安定している．

顎関節と咀嚼筋に問題がなくても，咬合の安定が得られない状態であれば，治療咬合の指標を目指す．

## CR・生理的顆頭安定位で治療した症例②（図5a～z）

### （1）問題点

主訴はインプラント治療希望と┌6の疼痛．TMDの問診表（図5g），顎関節・咀嚼筋の診査（図5h）から，患者本人はTMDの不快症状を訴えてはいないが，顎機能の不調和の可能性が認められた．CR・生理的顆頭安定位での模型診査で，早期接触は4┤にあり，右顆頭は前下方に2mm偏位，左顆頭は回転の偏位状態（図5k）であった．偏位状態をシェーマで示す（図5l）．下顎の回転偏位の軸になっていたのは┼┼であった．┌Tの根尖の骨の硬化像は，メカニカルストレスによる可能性が高いと考えられた（図5d）．

### CR・生理的顆頭安定位で治療した症例② —— インプラント治療希望，アンテリアガイダンスやブラキシズムによるメカニカルストレスの微候あり

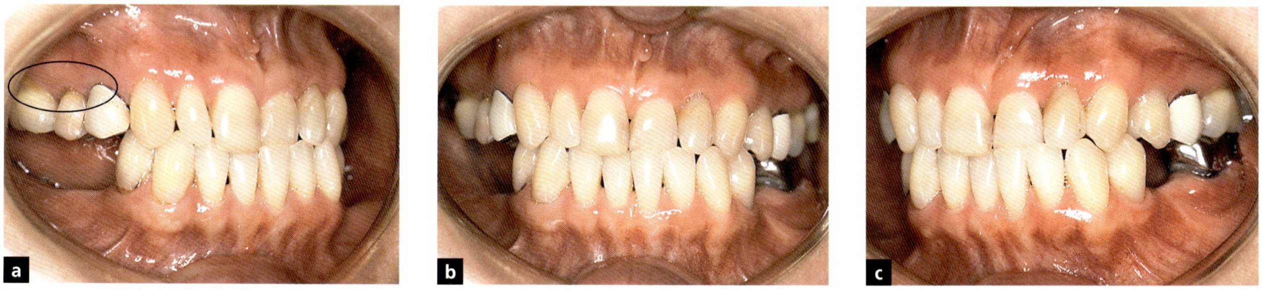

**図5a～c** 術前．初診の状態．現在の咬合位で欠損部のみインプラント治療を行ってよいか診査する．上顎右側臼歯の歯頸部にアブフラクションがあり，対合歯があったときはメカニカルストレスが加わっていた可能性がある．歯の喪失に力もかかわっていたかも……．

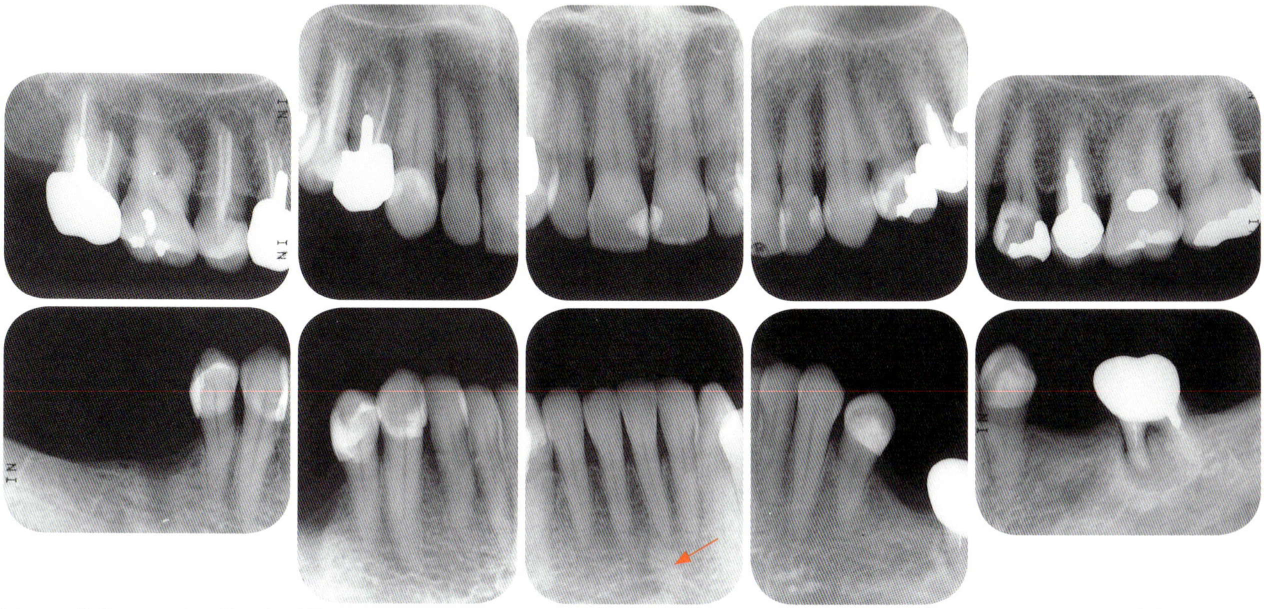

**図5d** 術前のエックス線写真．┌6の保存不可能歯以外は，残存歯の歯周病的な問題は少ない．しかし，クロスバイトしている┌Tの根尖に骨の硬化像（矢印）がみられ，メカニカルストレスの影響も考えられる．

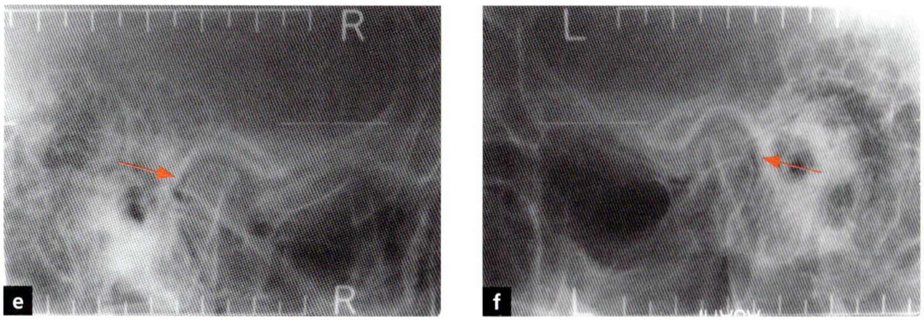

**図5e, f** 顎関節規格写真から右側の顆頭の円板後部組織にスペースが少ない（矢印部）ようにみえる．

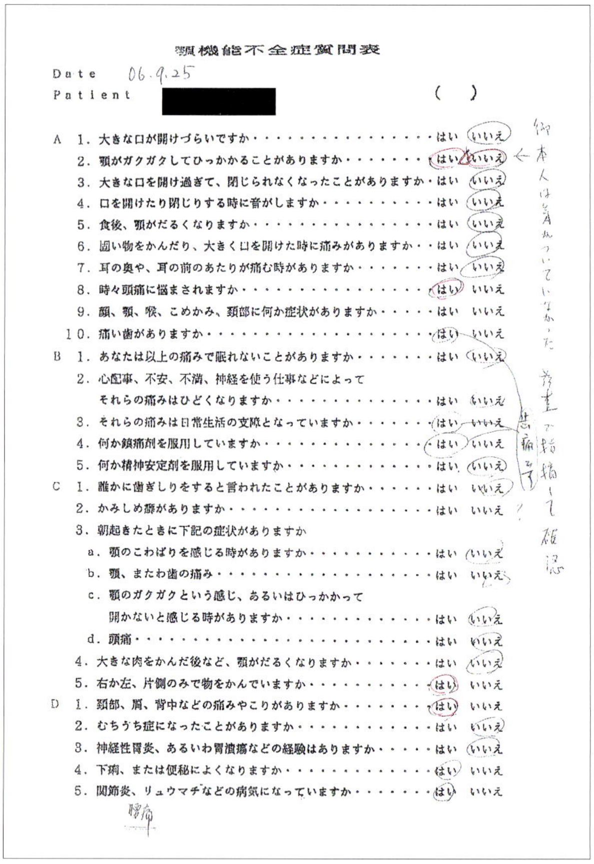

**図5g** 顎機能の問診表では，問題は少なかった.

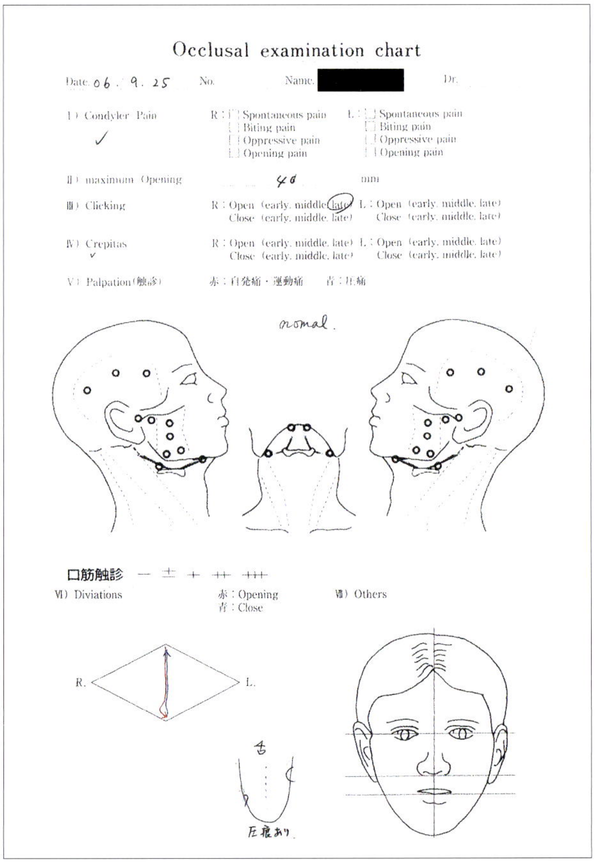

**図5h** 顎関節・咀嚼筋の診査では，右側にクリッキングが認められただけで，不快症状や疼痛はなかった.

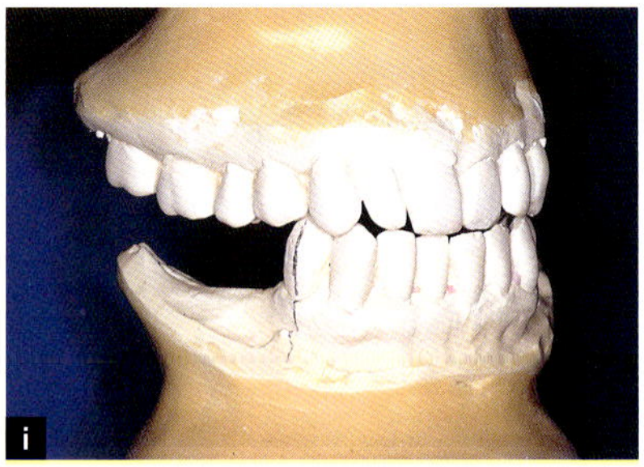

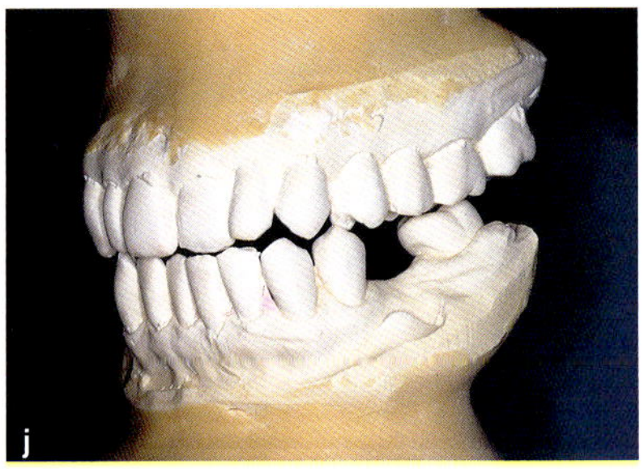

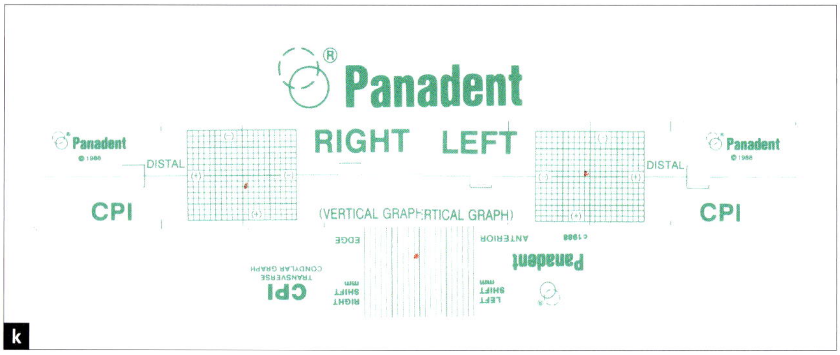

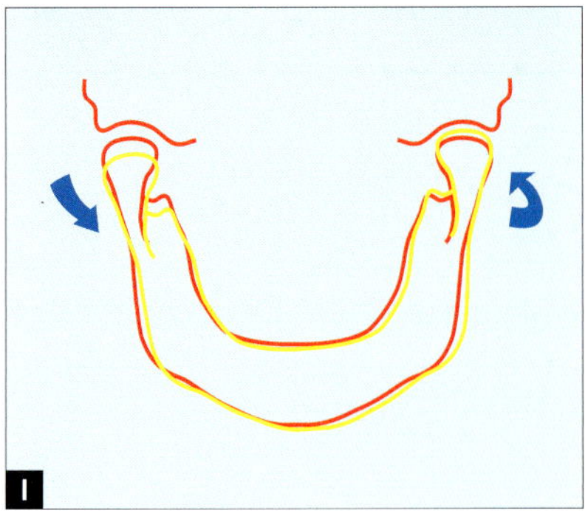

**図5i～l** CR・生理的顆頭安定位で咬合器に装着した模型診査. 4|に早期接触があり，それから|H を軸として回転をともない，下顎が捻じれるように偏位していた. 偏位の状態を CPI とシェーマで示す（**図5k, l**）. 欠損部の歯が存在していたとき，下顎偏位によるメカニカルストレスが，臼歯部への揺さぶりの負荷となっていたのではないかという懸念がもたれた. そこにインプラントを植立しても，インプラントも同様の負荷を受けないだろうか.

**049**

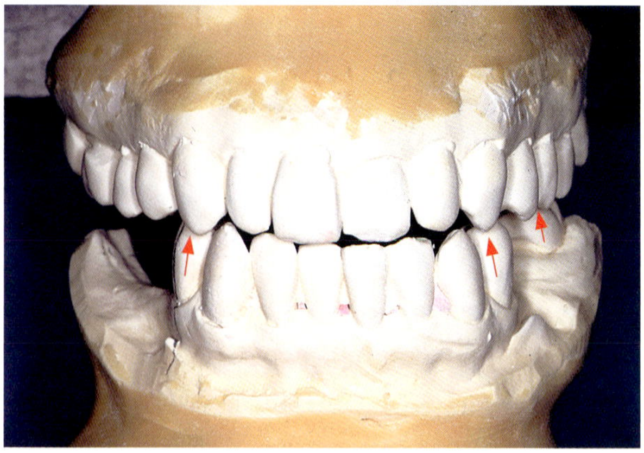

**図5m** CR・生理的顆頭安定位での上下歯の状態. 4| に早期接触. この位置で全歯が咬合接触するには, 矯正治療か多数歯の歯冠修復治療が必要となる. また, 咬合高径の問題も生じる. 矢印は要調整部位.

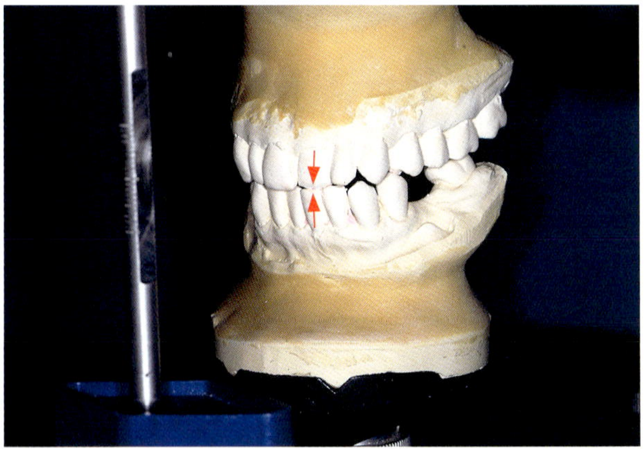

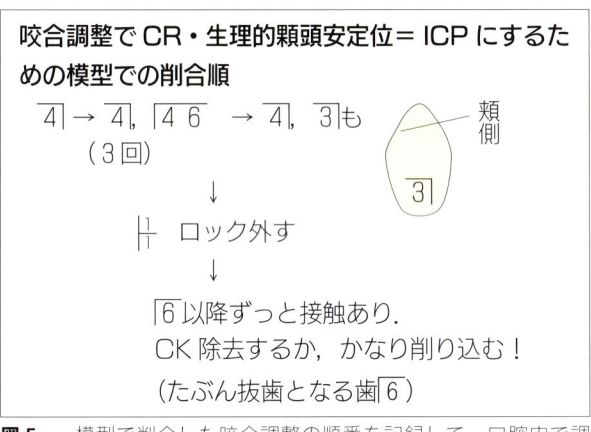

**図5n** 咬合調整でCR・生理的顆頭安定位＝ICPに近づけるためには, 多くの歯を大量に削合する必要があるかをシミュレーションする. 4|, |4 6, 3| の削合後, 1| が干渉してきた.

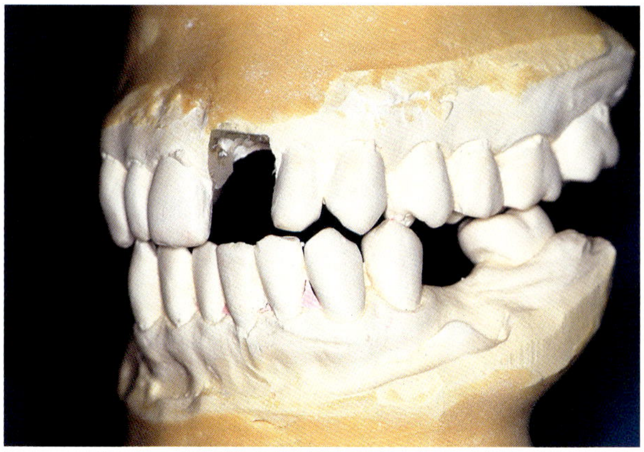

**図5o** ブラケットを使用した矯正治療は拒否されたが, |1 だけの移動であれば床装置で可能と考え, さらに調整を進めた. |6 の削合量が多くなったが, 抜歯予定歯であるため問題はない.

咬合調整でCR・生理的顆頭安定位＝ICPにするための模型での削合順

4| → 4|, |4 6 → 4|, 3|も
（3回）
↓
1| ロック外す
↓
|6以降ずっと接触あり.
CK除去するか, かなり削り込む！
（たぶん抜歯となる歯|6）

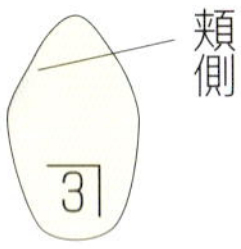

頬側 3|

**図5p** 模型で削合した咬合調整の順番を記録して, 口腔内で調整するときの参考とする.

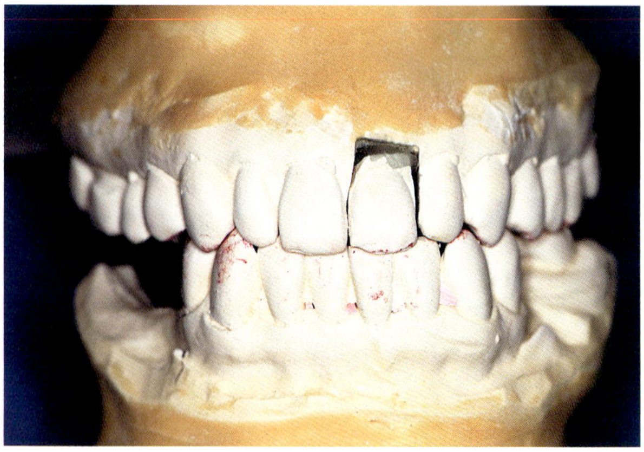

**図5q** CR・生理的顆頭安定位≒ICP. 模型上でのシミュレーションの結果, 生活歯の削除量は少なく, 調整する歯も少ないため, 咬合調整でかなりCR・生理的顆頭安定位に近づけることがわかった. この顎位・咬合高径であれば, アンテリアガイダンスも確立でき, 術前の下顎位での臼歯部へのメカニカルストレスは解消されると診断した.

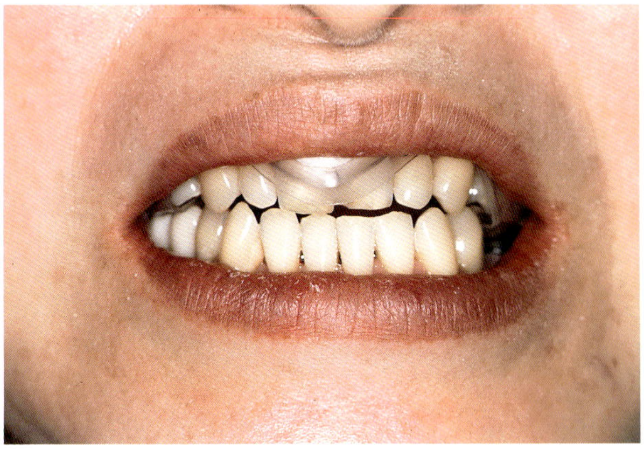

**図5r** 口腔内で下顎のCR・生理的顆頭安定位の状態を維持しながらの咬合調整は困難をきたす. 時々インスタントスプリント「アクアライザー」（東京歯材社　TEL.03-3823-7501）を装着し, 習慣性の筋肉位を解放しながら行う.

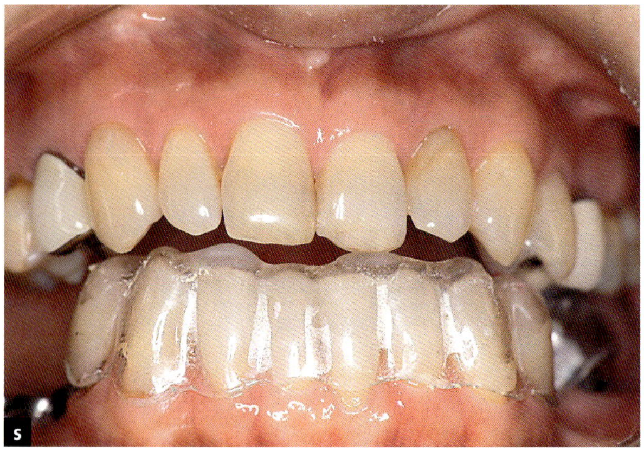

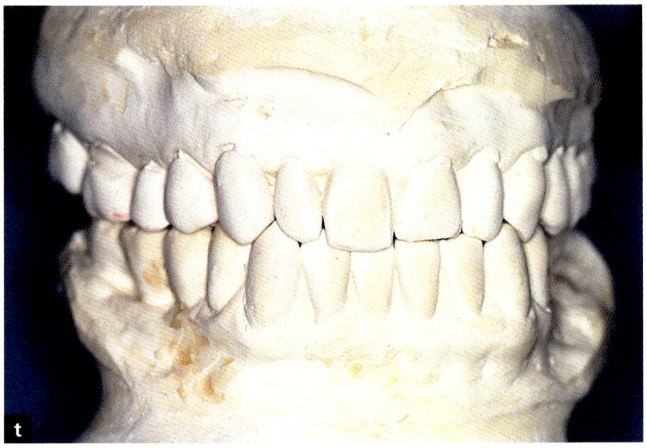

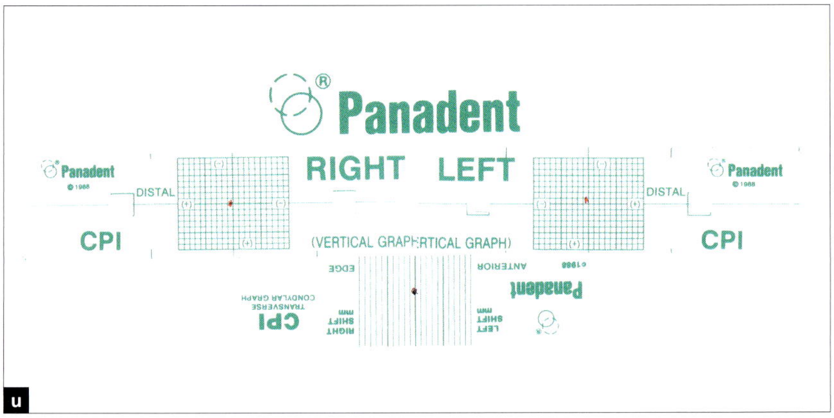

**図5 s** 簡易的な矯正治療であるが，1を唇側に移動．

**図5 t, u** プロビジョナルレストレーション時の咬合の再評価．厳密には CR＝ICP ではない．しかし，偏位が1mm以内になり，アンテリアガイダンスも良好であるため，初診当時の下顎位よりメカニカルストレスは軽減できると判断し，最終歯冠修復治療へと進んだ．

## （2）治療計画の判断

治療の指標として CR・生理的顆頭安定位＝ICP が理想である．しかし，患者本人はブラケットを使用しての矯正治療までは望んでおらず，口腔内では義歯以外の問題は感じていない．矯正治療なしに CR・生理的顆頭安定位＝ICP とするためには，**図5 m** から見ると多くの歯の歯冠修復治療が必要となる．それもほとんどが生活歯である．患者は義歯から解放されることが望みであるので，現状の ICP で治療することも1つの案であろう．

また第2案は，厳密に CR・生理的顆頭安定位＝ICP ではなくとも，診査して得られた問題の解決となる方向に少しでも是正できないかを，模型上で検討することである．患者が TMD の症状を認識するほどではなくとも，メカニカルストレスの兆候は，歯・歯周組織・顎関節に，診査により確認されている．まずは模型上で咬合調整を行ってみる（**図5 m〜q**）．多くの生活歯を歯冠修復治療せずに，ICP を術前の状態から CR・生理的顆頭安定位に是正可能と判断できた（**図5 q**）．実際 CR の顎位を保

ちながら，口腔内でする咬合調整は容易ではない[13]．模型上でのシミュレーションした咬合調整の順番は記録し，口腔内での咬合調整時に活用する（**図5 p**）．治療途中は割愛するが，咬合調整，インプラント治療，簡易の矯正治療（**図5 s**）などを経てプロビジョナルレストレーションとなり，再度下顎位を確認する（**図5 t, u**）．厳密に CR・生理的顆頭安定位＝ICP ではないが，偏位は術前より CR 近くに是正されており，わずかな偏位はプロビジョナルレストレーション部の足す add on（＋の）調整（削るだけが調整ではない）でさらに良好になると判断できた．

## （3）インプラント治療と介入の程度

この症例では，潜在的な咬合の問題が天然歯やインプラントにメカニカルストレスを及ぼす可能性があっても，患者は多くの治療を望んではいなかった．他の症例でもあることだが，経済的制約もある．100点満点の治療でなくとも，現在60点の状態を80〜90点の状態にできれば，将来メカニカルストレスにより起こりうる問題をかなり

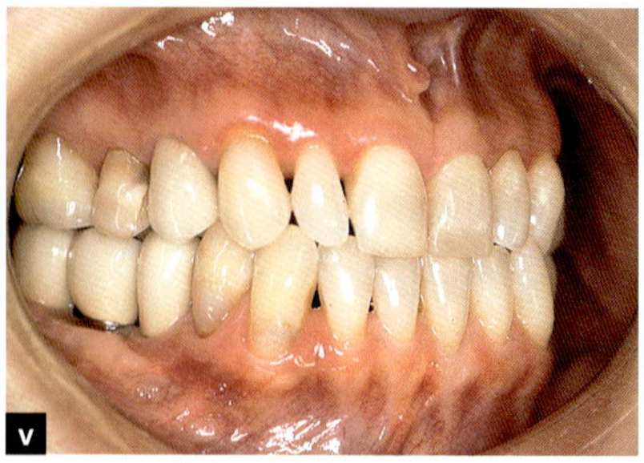

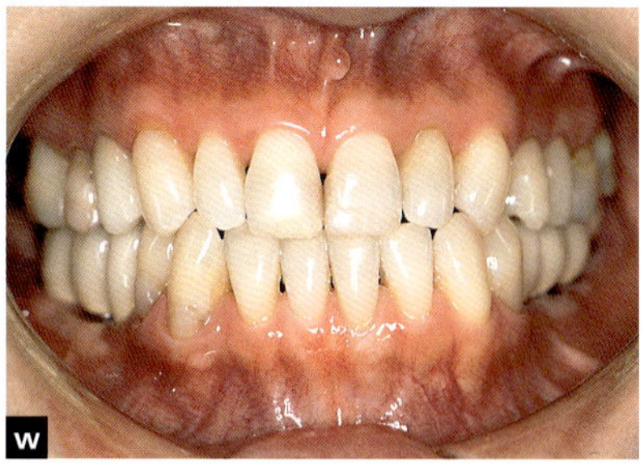

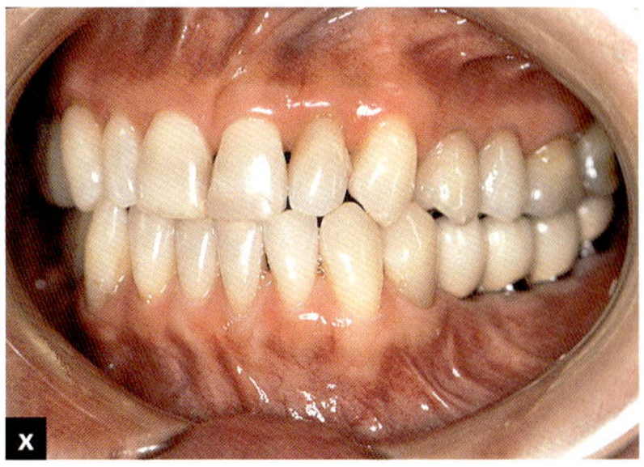

**図 5 v〜x** 術後．模型で咬合調整をシミュレーションすることで，多くの歯を歯冠修復治療に組み入れることなく，CR・生理的顆頭安定位 ＝ ICP に近い状態でインプラント治療ができた．しかし，削らないことだけがよいとはいいきれず，咬合状態を整えることのメリットと，歯を削ることのデメリットを注意深く判断し，決定する必要がある．

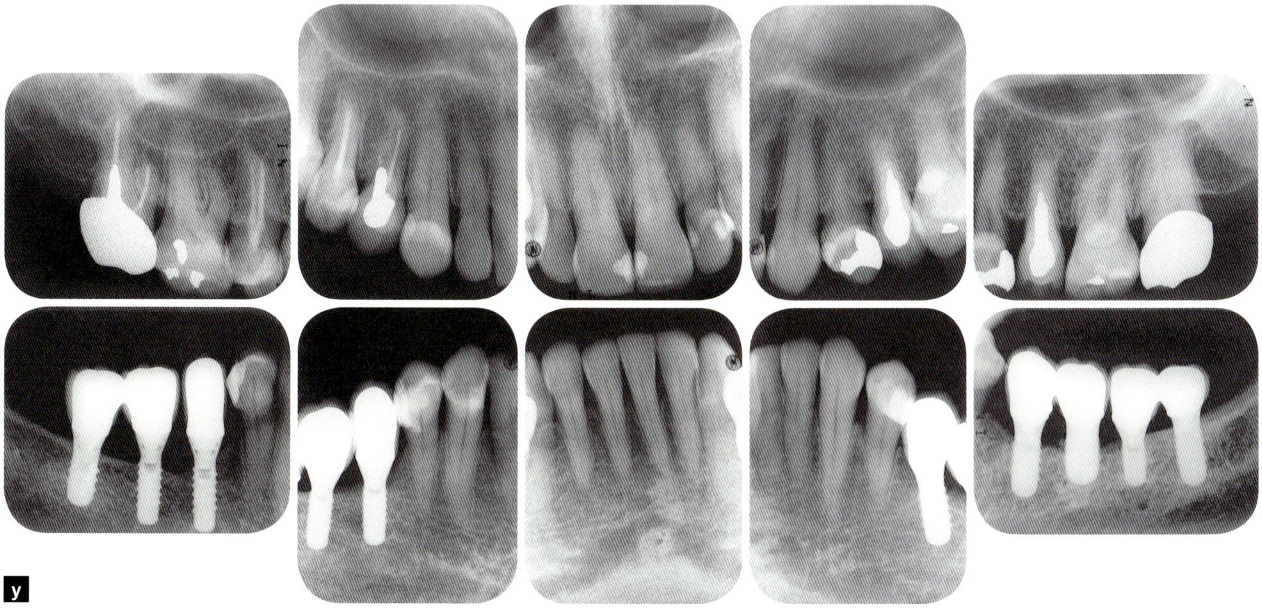

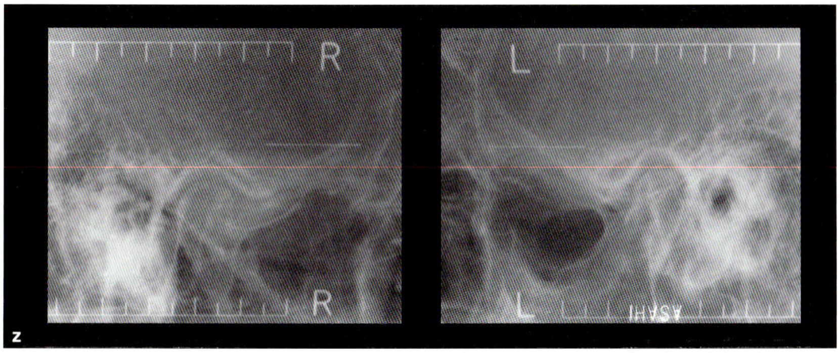

**図 5 y** 術後のデンタルエックス線写真．
**図 5 z** 術後の顎関節規格写真は術前よりは良い位置のようにみえる．変化の状態はわずかである．

回避できる．

インプラントと咬合負荷についての論文がある[4〜12]．歯根膜のないインプラントこそ有害なメカニカルストレスは回避すべきであると考えられる．そのためインプラント治療の場合は，ICP で治療が可能とみえても，咬合再構成の可能性を想定して診査する．そして，診断のうえ，現状の ICP で治療するか，CR・生理的顆頭安定位での治療が必要か判断する．

**CR・生理的顆頭安定位で治療した症例③ ―― 動揺歯多数のため，バーティカルストップが不安定，アンテリアガイダンスに問題あり，要治療歯は広範囲**

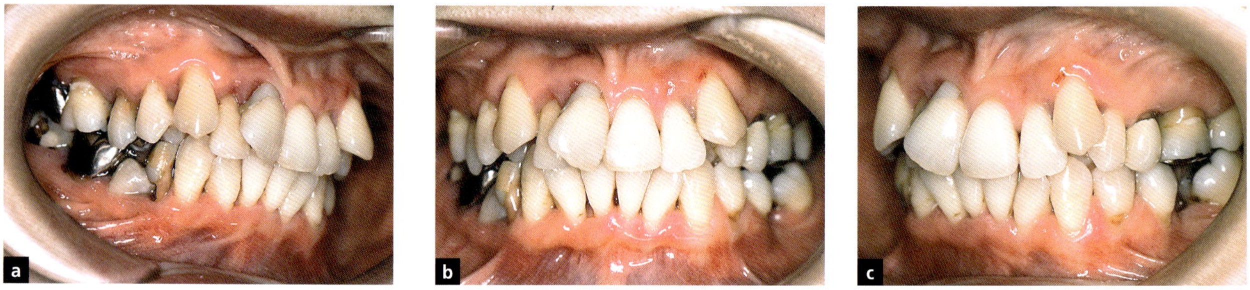

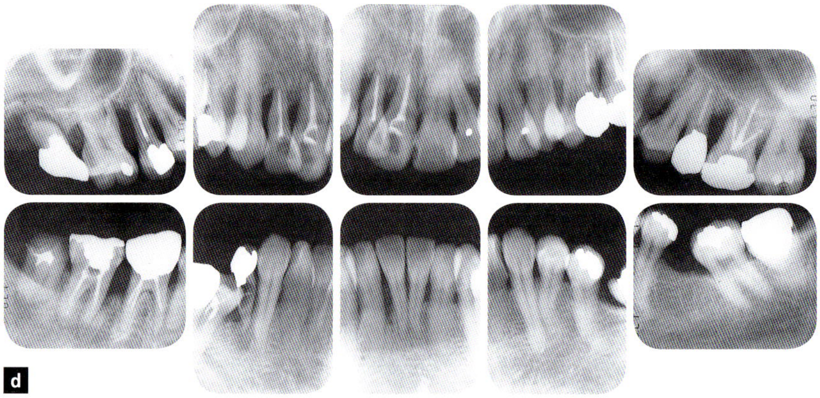

**図6 a〜c** 術前の状態．主訴は歯の動揺であった．
**図6 d** 術前のデンタルエックス線写真．重篤な歯周病の状態が確認できた．
**図6 e** 問診票により，顎機能や顎関節にも問題があることがわかった．

## CR・生理的顆頭安定位で治療した症例③（図6 a〜z）

　患者は39歳，女性．主訴は歯の動揺であった（**図6 a〜c**）．主訴の症状とともに術前のエックス線写真（**図6 d**）からも，重篤な歯周病の状態が確認できた．インプラント治療の確立により，近年は患者が望めば，義歯となることなく機能回復は可能となった．しかし，経済的問題・患者の意志・健康問題などさまざまな理由で，インプラント治療を選択できないことがある．主訴は歯の動揺であるが，歯周病の問題だけではなく，咬合の状態，TMDの症状など（**図6 e**），問題は他にもみられた．

　では，すぐに咬合の問題の解決に踏み切るだろうか？

　いや，やはり主訴である歯周病の問題からスタートである．もし，どこかのクラウンの脱離が主訴であったとしても，併行して歯周病の問題の解決が必須であろう．歯周組織の安定が得られてこそ，歯と歯に装着した歯冠修復物の存続が可能となる．

### ⑴歯周病の治療

　**図6 f, g**は術前の歯周ポケットの状態とプラークイン

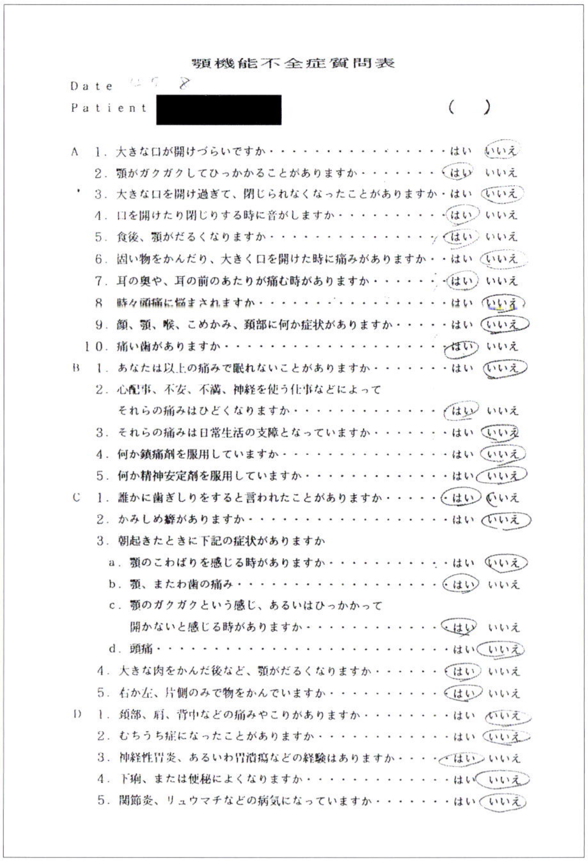

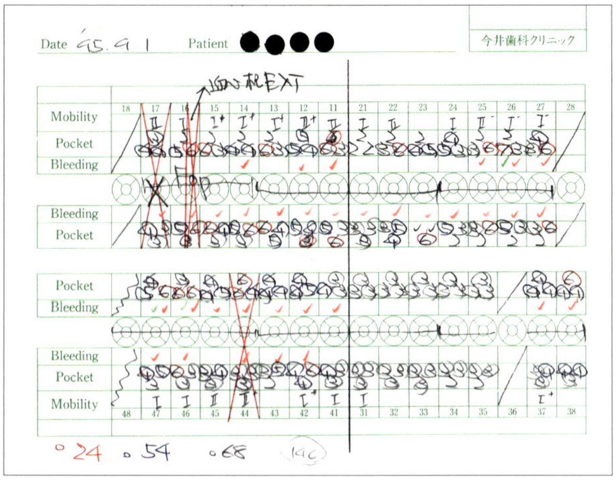

**図6f** 術前の歯周精密検査の状態．動揺とかなり深い歯周ポケットが認められた

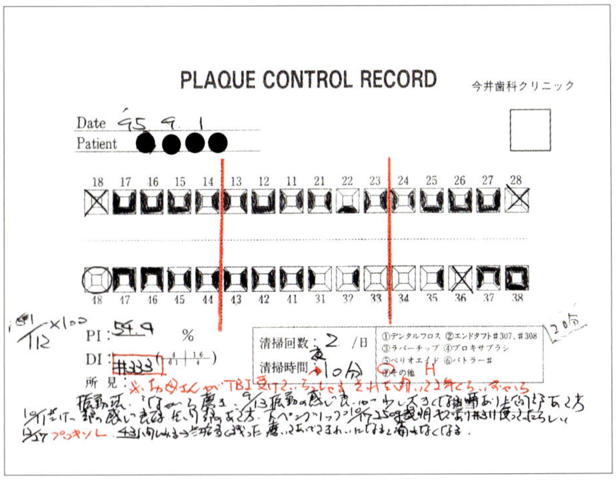

**図6g** プラークコントロールの状態．歯周病の説明を聞いてから自己流で毎晩10分のブラッシングをするようになっていたが，歯科衛生士による指導がまだであったため，歯間部などのプラークの残存が多かった．

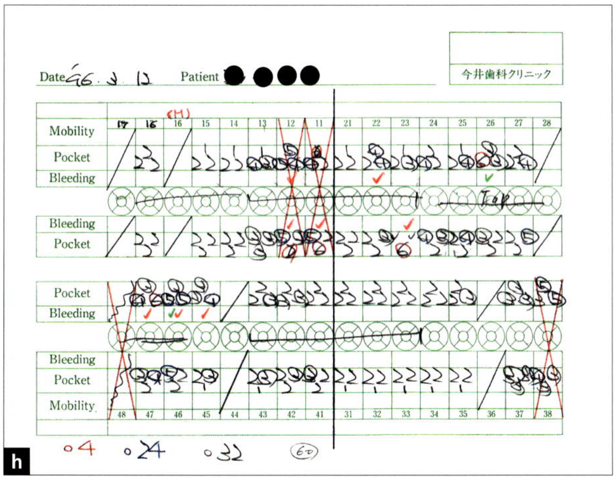

**図6h** 歯周治療再評価時の状態．治療に対する意欲が結果に表れていた．

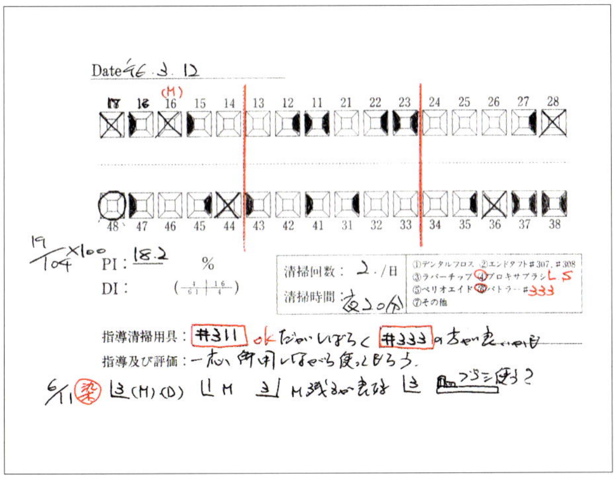

**図6i** 再評価時のプラークコントロールの状態．この頑張りは煩雑な咬合治療につなげることができると判断し，咬合治療のモチベーションを行った．

デックスである．かなり進行した歯周病の状態が確認できる．当医院では歯科医師が30分かけて歯周病の説明をしているが，この患者のお母様に以前歯周病のご説明をした．歯周病の話を聞いた後からは夜のブラッシングは10分するようになったという．歯周病検査の再評価のデータ（**図6h, i**）から，歯周病治療のモチベーション（動機づけ）後，専門的知識を得て治療意欲が増したことが見てとれた．患者の治療意欲の有無は，以降の咬合治療にも影響する．本症例では，歯周治療だけでは，現状の歯の保存が困難であることは，歯列・咬合の問題からも

明らかである．

### (2)咬合の治療

患者の治療に対する姿勢を確認し，つぎに咬合治療のモチベーションを行う．そのうえで，咬合治療やインプラント治療の意志があるかの判断を，患者自身にしていただく．治療の意志を確認し，咬合治療にあたり診査を行う（**図6j〜n**）．CR・生理的顆頭安定位で診断用模型を咬合器に装着し，下顎の偏位をCPI（**図6l**）で確認した．その偏位の状態は，顎関節規格写真（**図6m**）の顆頭の位置からも同様の状態が確認できた．本症例では，イ

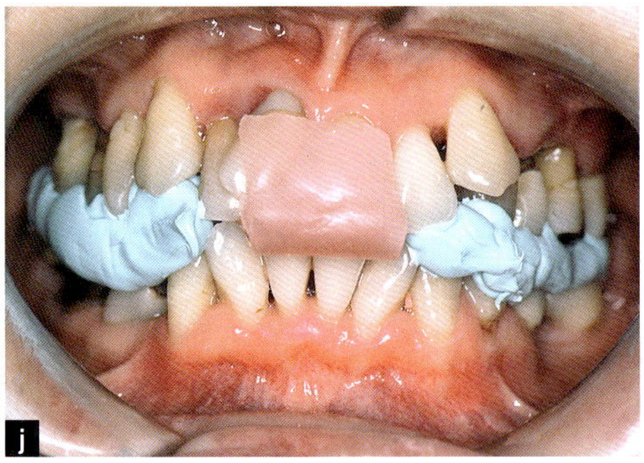

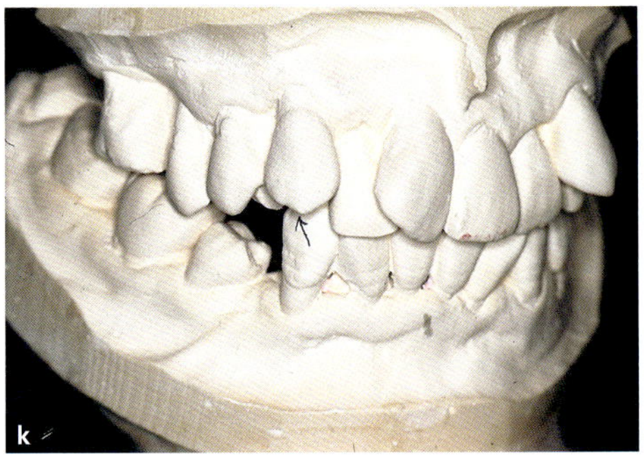

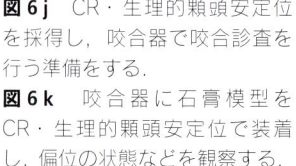

図6j　CR・生理的顆頭安定位を採得し，咬合器で咬合診査を行う準備をする.

図6k　咬合器に石膏模型をCR・生理的顆頭安定位で装着し，偏位の状態などを観察する.

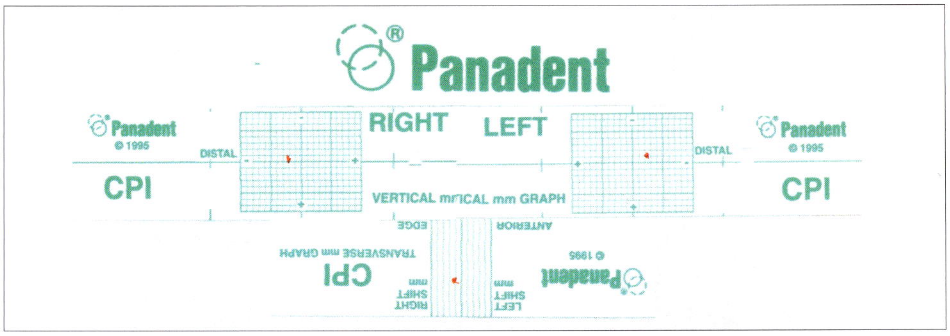

図6l　CPIの結果．下顎は左右ともに2mm後上方に偏位していた.

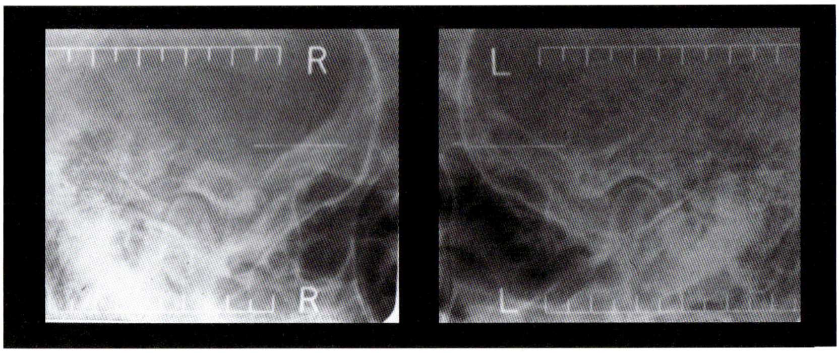

図6m　顎関節規格写真．CPIで得られた情報と同様の偏位が確認できた.

ンプラント治療までは経済的に無理であった．なるべく自分の歯で何とかならないかという希望があり，診断用模型で治療のシミュレーションを行った（**図6o～q**）．患者の希望を尊重しつつ，矯正治療は受け入れていただき，なんとか治療の可能性を考察した．治療目標に向けて治療を進めた（**図6r～t**）．術後の状態は**図6u～x**である．1995年に初診で来院されてから現在16年（**図6y**）を経過しているが，現在の状態は，咬合の安定と患者のプラークコントロールの努力，まじめにメインテナンスに通院したことが効を奏した結果である.

### ⑶患者の協力度により治療内容を変える

　歯周病も咬合問題も，歯科医師や歯科衛生士さえ専門知識をもっていれば治療がスムーズに運ぶとは限らない．患者側も自分の口腔内の問題に対する専門的知識や理解をもつことも必要と筆者らは考えている．そのうえで，患者側に自分の身体をよくしようという努力の意志がなければ，治療がよい結果を得ることは困難である．たとえば，肝臓が悪く医師に投薬を受けるも，飲酒を控えようという意志が患者になく飲酒を続ければ，薬の治療の効果も期待することは困難であろう．薬を飲んでいるのによくならないと患者は思うかもしれない．患者にプラークコントロールの努力の意志もなく，治療に対する理解も得られなかったならば，このような長期安定は困難であった.

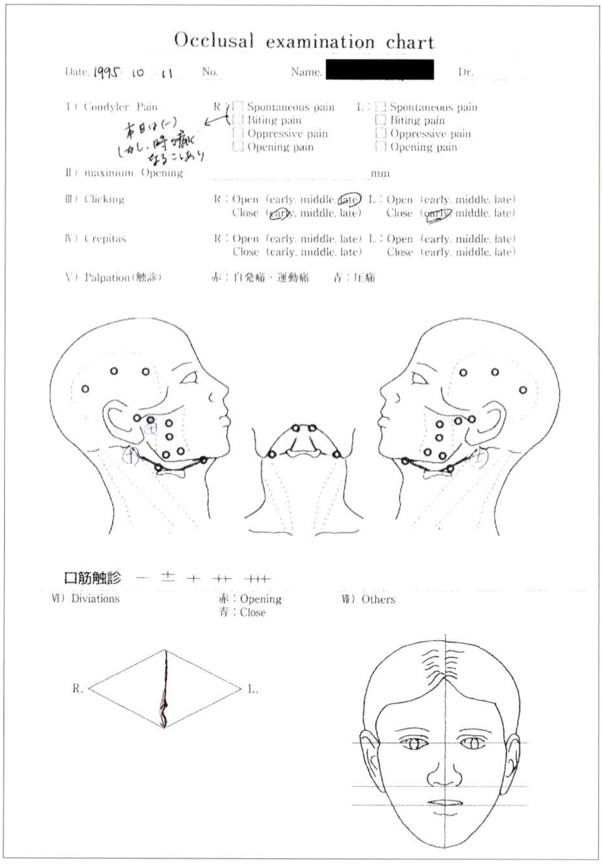

**図 6 n** occlusal examination chart. クリッキング，筋の圧痛などが認められた

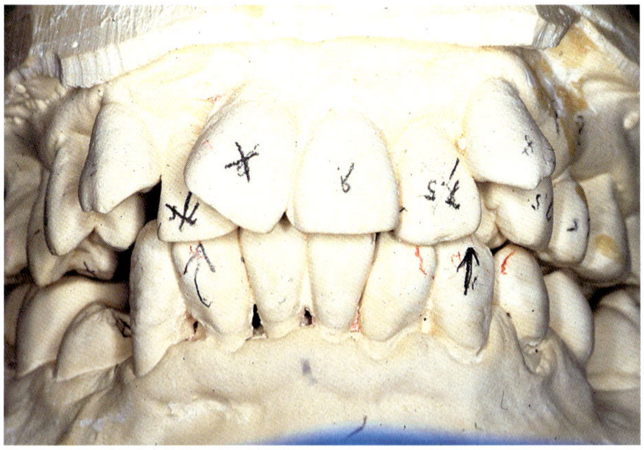

**図 6 o** エックス線写真を参考にしながら，模型上で保存可能歯・不可能歯をチェックし，治療咬合の指標を達成するための検討を行う.

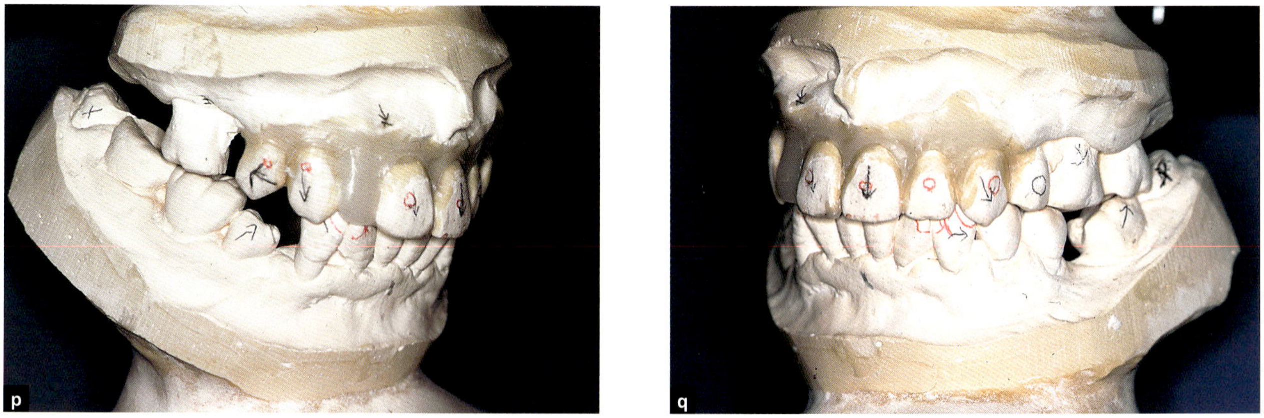

**図 6 p, q** 治療咬合の指標（**図 1** 参照）の達成のためには，矯正治療は必須となった．セットアップモデルで検討してみる.

　本症例は主訴が歯の動揺であり，歯冠修復治療ではなかった．**歯周治療の初期治療の段階で，術者のモチベーションと治療に患者が協力的でなければ，矯正治療と咬合治療はお勧めしなかった**であろう．患者の協力がなければ，咬合はさわらず，歯周治療でできるだけ努力するも，経年的に保存不可能と判断された歯の抜歯と義歯で

の対処となったであろう．咬合も見るからに問題があるからといってすぐさわるか？と判断せず，あらゆる角度から検討したうえで判断すべきと考えている．なぜなら，術者の理想とする治療と患者の希望や価値観は同じであるとは限らないからである．しかし，理解していただく努力をしてから判断することを忘れてはならない.

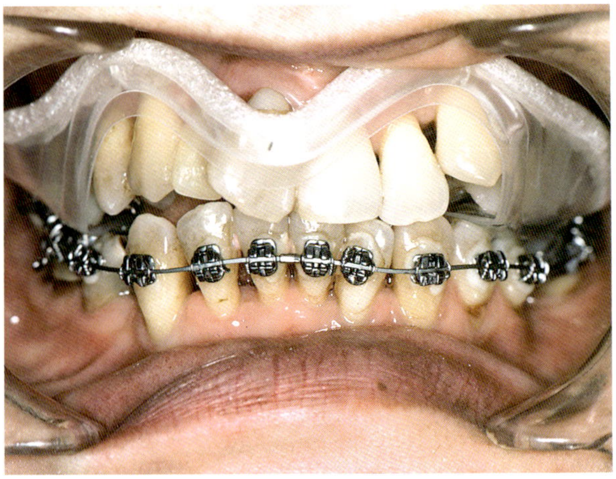

**図6r** CR・生理的下顎位を常に確認しながら，下顎の矯正治療を行った．

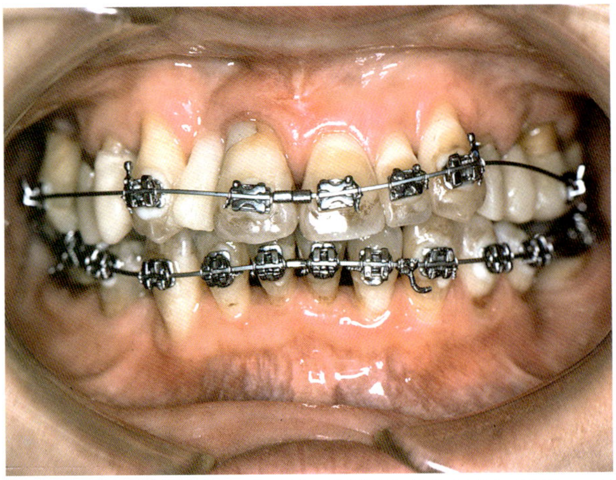

**図6s** 2 1は抜歯予定であるが，軟組織の維持などを考慮し，ギリギリまで保存している．

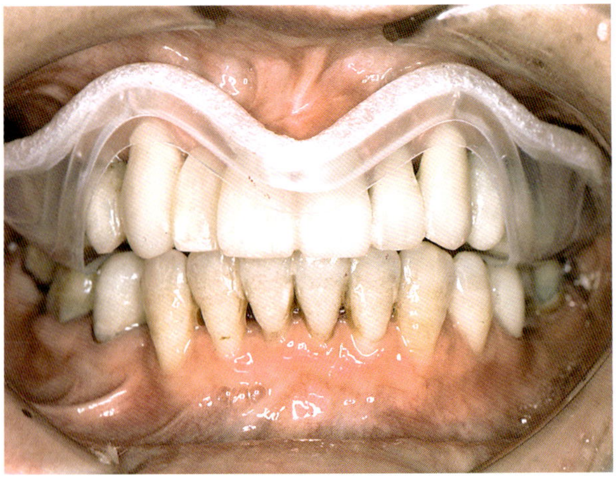

**図6t** 矯正治療後のプロビジョナルレストレーションである．この際の咬合調整も「アクアライザーウルトラ」（東京歯材社）で筋肉の均衡を図って行った．

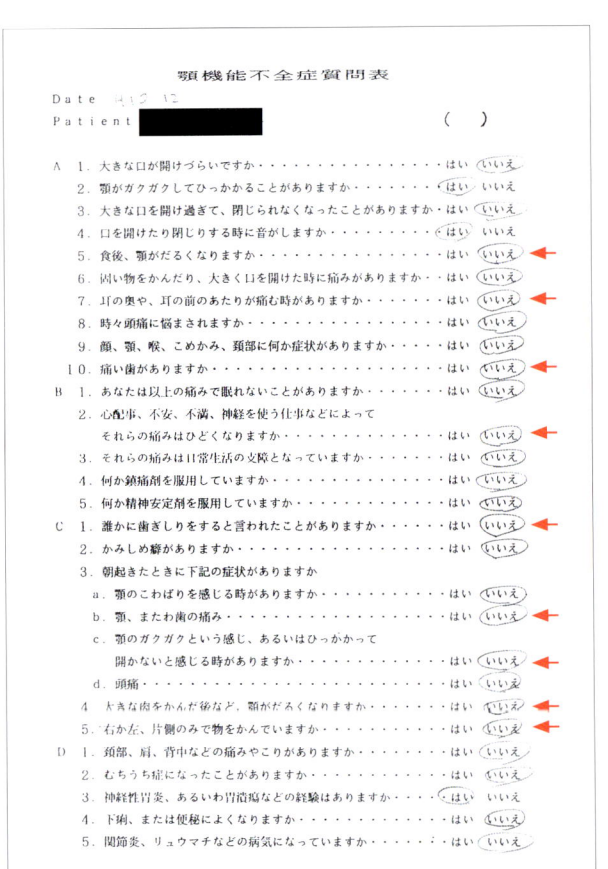

**図6u** 術後のTMD問診表．術前にみられた症状が消失している．＊矢印部は術前「はい」だったところ．

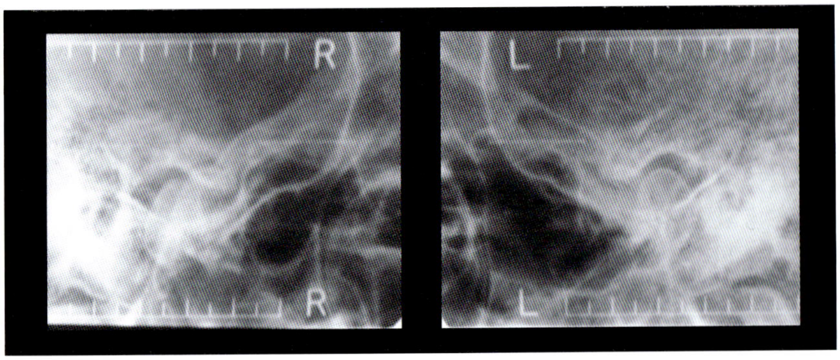

**図6v** 術後の顎関節規格写真．顆頭の位置は術前より良好な状態になったと思われる．

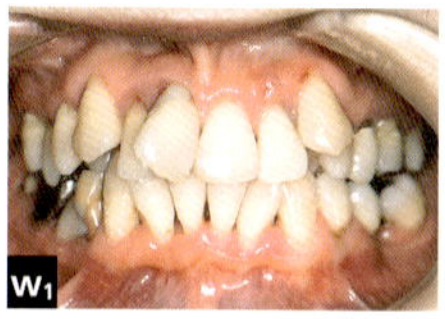

**図 6 w₁** 術前の状態. 主訴は歯の動揺であった.

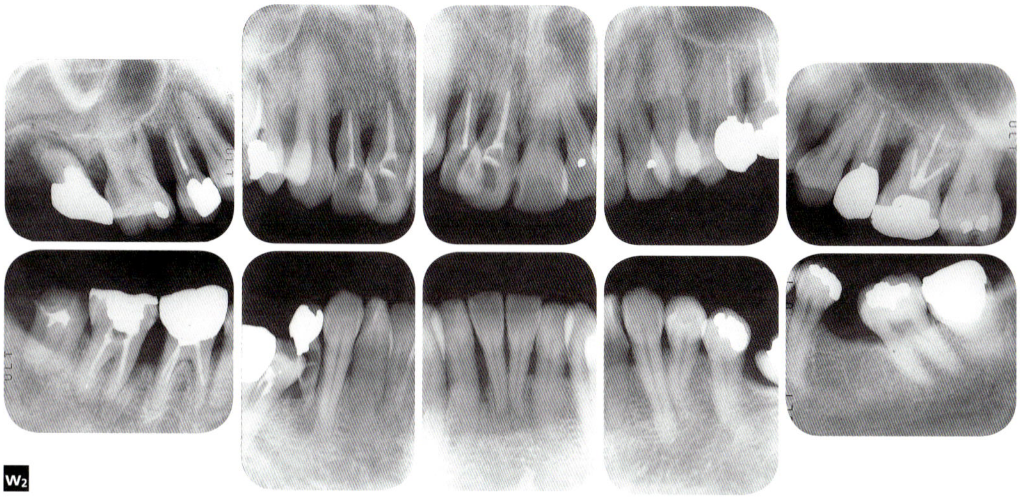

**図 6 w₂** 術前のデンタルエックス線写真. 重篤な歯周病の状態が確認できた.

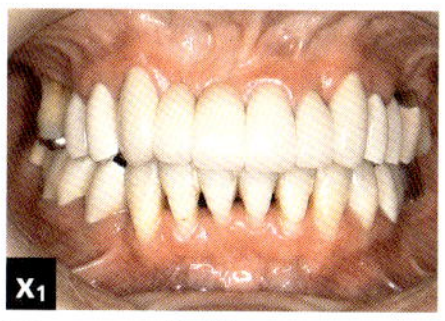

**図 6 x₁** 術後.

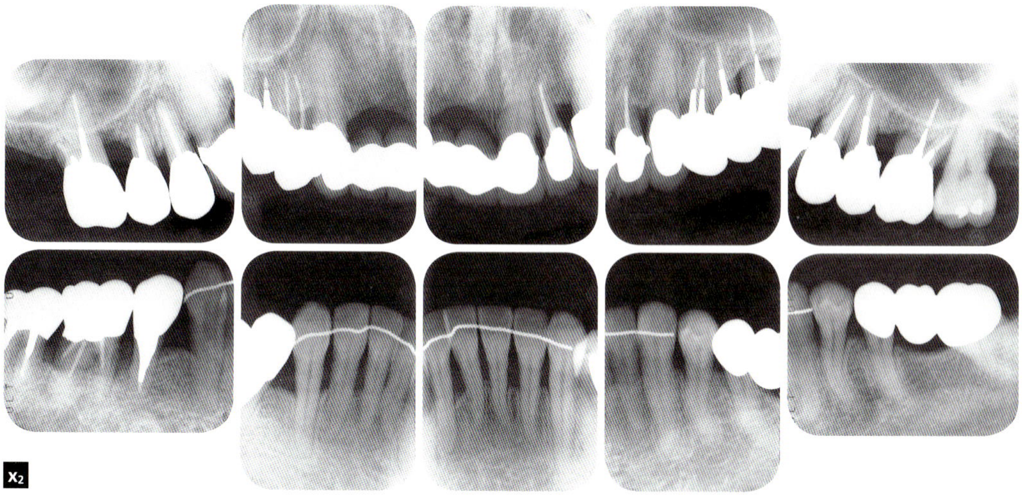

**図 6 x₂** 術後のデンタルエックス線. 6|6 は近心根分割抜歯. ほとんどの歯の支持骨は半分以下である.

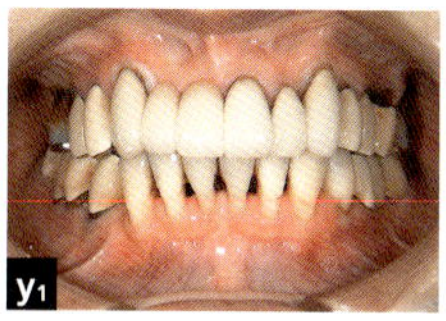

**図 6 y₁** 術後13年の状態.

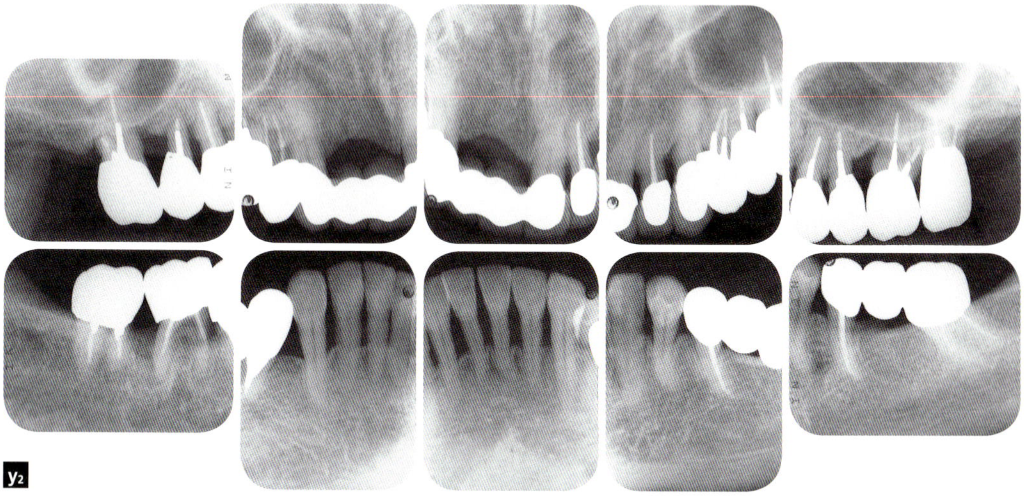

**図 6 y₂** 術後12年のデンタルエックス線写真. 初診の歯周病の進行状態から15年近く経過しているが, 力のコントロールとプラークコントロールの配慮なしには, 維持できなかったであろう.

## 3-3 歯冠修復治療で咬合をどこまでさわるか？

　臨床医は，さまざまな条件のもとで治療をしなければ
ならない．歯冠修復治療をする必要がある歯の本数が少
ないと，ついその歯のみを見がちである．１本の歯冠修
復治療であっても，顎口腔系の健康維持を考えるならば，
その歯がなぜそうなったかを考えてみることも必要であ
る．

　歯冠修復治療と咬合は切り離すことはできない．**その
歯を「どう治療するか」も重要であるが，治療した歯や歯
冠修復物が「いかに良い状態を維持できるか」をも検討す
るべき**であろう．そのために診査すべきことは，その歯
の既往だけでなく，顎口腔系のその他の組織の既往歴と

現症である．そのうえで細菌的リスクとメカニカルスト
レスのリスクを検討することが必要となる．そして，歯
冠修復治療をする必要があるとき，顎口腔系のユニット
に不備なところがあるか，それが顎口腔系の健康維持を
阻害したり，予後の障害となる可能性があるかを診断す
る．**歯冠修復治療は咬合とかかわらざるをえない．さわ
るしかないのである**．しかし，どこまでさわるかの判断
が必要となる．目標とする治療指標（前述**図1**）はあるが，
術者の理想を優先するのではなく，メリットとデメリッ
トを考慮したうえで，さわるべきかさわらないべきかを
判断し，治療計画を患者に提示するべきである．

#### 参考文献

1．今井俊広，今井真弓．臨床咬合補綴治療．東京：クインテッセンス
　　出版，2009．

2．Lytle JP, Skurow H. An interdisciplinary classification of restorative
　　dentistry. Int J Periodontics Restorative Dent 1987；7（3）：8‐41．

3．McNeill C. Occlusal considerations for complex restorative therapy.
　　In：Mcneill C. Science and practice of occlusion. Chicago：Quintes-
　　sence pub, 1997．

4．Miyata T, Kobayashi Y, Araki H, Ohto T, Shin K. The influence of
　　controlled occlusal overload on peri-implant tissue. Part 3. A histo-
　　logic study in monkeys. Int J Oral Maxillofac Implants 2000；15（3）：
　　425‐431．

5．Adell R, Eriksson B, Lekholm U, Brånemark PI, Jemt T. A long term
　　follow-up study of osseointegrated implants in the treatment of totally
　　edentulous jaw. Int J Oral Maxillofac Implants 1990；5（4）：347‐
　　359．

6．Naert I, Quirynen M, van Steenberghe D, Darius P. A six-year prost-
　　hodontic study of 509 consecutively inserted implants for the treat-
　　ment of partial edentulism. J Prosthet Dent 1992；67（2）：236‐245．

7．Duyck J, Rønold HJ, Van Oosterwyck H, Naert I, Vander Sloten J,
　　Ellingsen JE. The influence of static and dynamic loading on mar-
　　ginal bone reactions around osseointegrated implant：an animal ex-
　　perimental study. Clin Oral Implants Res 2001；12（3）：207‐218．

8．Isidor F. Loss of osseointegration caused by occlusal load of oral
　　implants. A clinical and radiographic study in monkeys. Clin Oral Im-
　　plants Res 1996；7：143‐152．

9．Lundgren D, Laurell L. Occlusal forces in prosthetically restored
　　dentitions：a methodological study. J Oral Rehabil 1984；11：29‐37．

10．Gotfredsen K, Berglundh T, Lindhe J. Bone reactions adjacent to ti-
　　tanium implants subjected to static load. A study in the dog Ⅰ. Clin
　　Oral Implants Res 2001；12（6）：1‐8．

11．Gotfredsen K, Berglundh T, Lindhe J. Bone reactions at implants
　　subjected to experimental peri-implantitis and static load. A study in
　　the dog. J Clin Periodontol 2002；29（2）：144‐151．

12．Heitz-Mayfield L, Schmid B, Weigel C, Gerber S, Bosshardt DD,
　　Jönsson J, Lang NP, Jönsson J. Does excessive occlusal load affect
　　osseointegration：An experimental study in the dog. Clin Oral Im-
　　plants Res 2004；15：259‐268．

13．桑田正博，茂野啓示．実践　咬合調整テクニック．東京：医歯薬出版，
　　2009．

第4章

# 顎関節症（TMD）と咬合

## 4-1 顎関節症(TMD)と咬合の関係

かつては咬合が顎関節症(temporomandibular disorder：以下，TMD)の唯一の原因と考えられていた．しかし，1990年代になると米国のAAOP(American academy of orofacial pain)を中心に，**咬合はTMDの要因の１つにはなりえるが，咬合だけが原因とはいえない**，という見解が主流となっている．TMDと咬合は関係ないという極論も出てきた．

**「TMDと咬合はまったく関係ないのか？」**と問われれば"No"であるが，**「TMDは咬合だけが原因か？」**といえば，**それもやはり"No"**である．

また，「顎関節症(TMD)の治療のために咬合調整はす

るべきではない」という見解[1~4]は，近年よく見聞きすることであろう．

**「TMDの患者で咬頭干渉は早急に咬合調整すべきなのか？」**と問われれば**"No"**である．

**「TMDの患者で咬合は重要ではないのか？」**と問われれば，**それも"No"**である．

では，TMDの患者の**「咬合はさわるべき？　さわるべきではない？？」**どっちが正解なのだろうか？　本章では，TMD症例の，さわるべき咬合とさわるべきではない咬合をひも解いていこう．

## 4-2 TMDの原因

TMDは多因子疾患である．TMDの原因が咬合だけではないということは，多くの歯科医師が認めるところである．「"今朝から開口障害"で来院，歯科治療の既往はあまりなく，開口障害は初めて」という症例において，昨日から今日の咬合に変わりはない．「開口障害を引き起こす何か要因が，昨日と今日の間にあったのではないだろうか？」と考えられないだろうか．咬合は関係ないかもしれない．または，咬合の要因は少なからず有していたかもしれないが，今日に至るまでは身体は許容していたのかもしれない．昨晩から今朝の間に何があったのだろう？　そこで，TMDの多因子を積み木で考えると理解しやすい(**図1a〜c**)[5]．その積木のどの要因が大きくかかわっているか，診査して鑑別する必要がある．

顆頭は，緻密な線維性の結合組織に覆われている点で，滑膜に覆われただけの身体の他の関節に比べ，メカニカルストレスに対して組織構造上，修復力・適応能力が高い．顆頭がメカニカルストレスに対して回避・適応・変化しているのが，近年はCTの3D画像などでわかるようになってきた[6]．負荷がかかると顆頭は適応しようと

する．変形していても，変化と適応のバランスが良ければ，不快症状や痛みは出現しない．しかし適応がうまくいかないと，痛み・不快症状・TMDの発症となる．

咬合では，下顎の偏位とTMDの関連が疫学的調査で示されている．では，CR(中心位)・生理的顆頭安定位＝ICP(最大咬頭嵌合位)の人がほとんどかというと，第1章にも前記したが，10〜14%，他の論文では5〜10%であり，ほぼ90%の人は一致していないという．またProffitらは95%の人が何らかの不正咬合を有していると報告している．しかし，何らかの不正咬合を有していても，TMDを発症する人のほうが少ない．つまり，身体が許容しているのである．同じ程度の問題でも，身体が適応して不快症状がなければ，疾病とはならない．同じ問題でも身体が適応できず不快症状が出現すれば，疾病となる．そのため，近年のTMDの治療は，身体が適応できる環境にすること(スプリント療法，生体の生理的恒常性の確保，習慣・習癖の認知，心理的・社会的ストレス因子の認知など)が治療の第一選択となってきている．

# TMD の原因

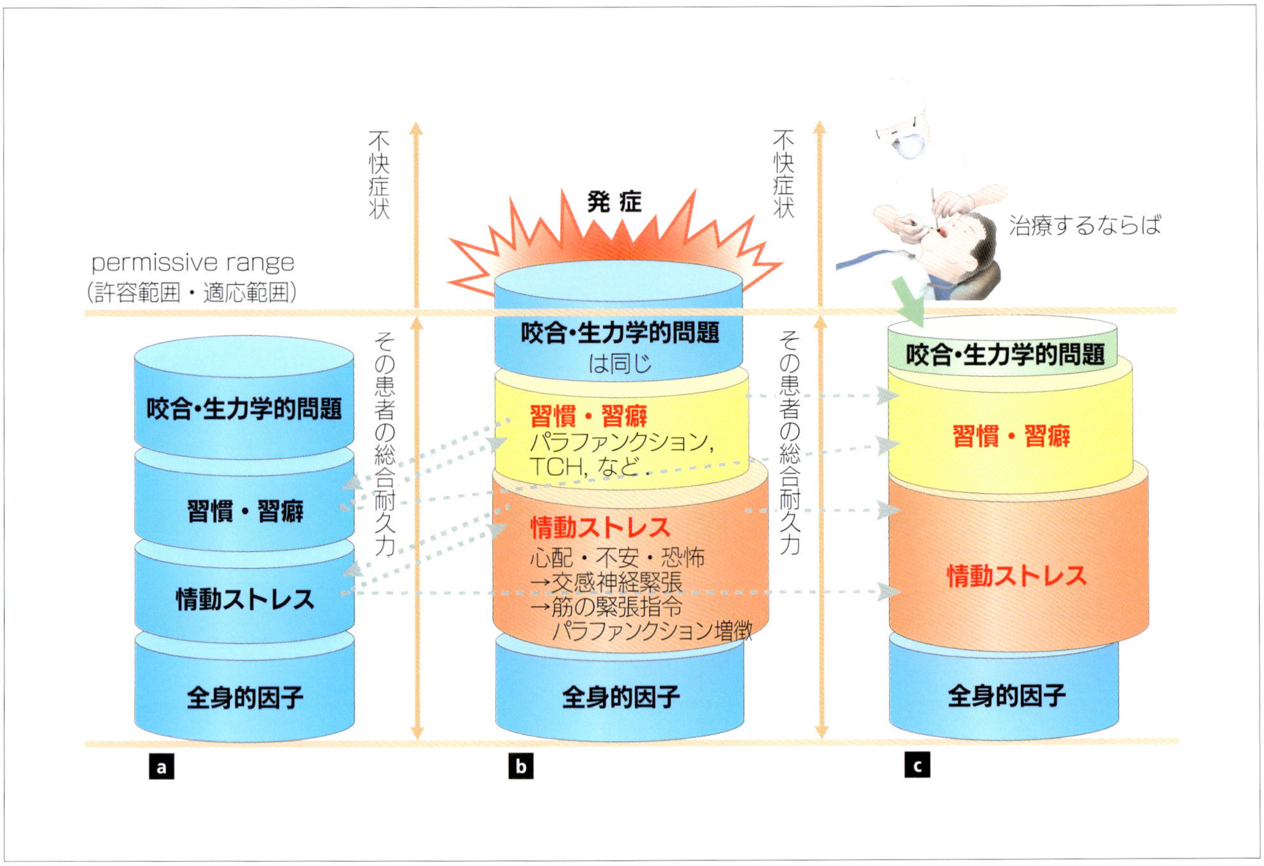

**図 1 a~c** 積み木で考える多因子診断．TMD での咬合（**b**）と，歯冠修復治療での咬合（**c**）．

**図 1 a** TMD の要因は複合している．生体はなにかしらの問題を有しているとしても，許容範囲や適応能力の範囲であれば病的症状は出現しない．

**図 1 b** たとえば，情動ストレスが増え，夜間のパラファンクションが増強し，生体の許容範囲を超え病的症状が現れる（**b**）．そして咬合をさわらなくても，理学療法や悪習慣・悪習癖の改善で症状が消失することがある（**a**）．TMD の潮流は，咬合論から咬合否定論へと変化した．現在筆者らは両方の理論を各患者の状況で判断すべきと考えている．TMD が主訴で，歯科治療を要する歯が少ない場合，理想咬合を目指して多くの歯を犠牲に咬合再構成するよりは，咬合以外の要因の改善に着目すべきであろう．

**図 1 c** しかし，主訴が補綴治療や多数歯の欠損インプラント治療である場合は，生体の安定を考え，理想域を目指すべきであろう．

ストレス社会といわれる現在，人間はつねに恒常心ではいられない．生活自体，習慣や習癖も状況によって毎日が同じではない．せめてわれわれの職分である咬合は，歯科治療が必要ならば改善しておきたいものである．咬合の要因が小さければ，他の要因が増えても耐久力の範囲でおさまり，不快症状として発症しない可能性が高い（**c**）．
＊参考文献 9 より引用・改変

| **4-3** | **TMD の治療のために，咬合はさわるか？　さわらないか？** |

図2b③の紹介状にあるように，「咬み合わせを治すために歯を削ろう」と指摘された，という患者によく遭遇する．しかし，「なぜ削る必要があるのか？」という根拠が示されていないことが多い．

この症例（図2）で，削る治療は必要なのであろうか？

この症例のTMD症状は，2月の歯科治療時の外傷が引き金になった可能性がある（図2b①）．その後，顎関節の痛みが改善せず，1か月後には頭痛もともなうようになり，脳神経内科に検査入院までしていた．

4か月間苦悶していた症状は，当医院に来院後，スプリント療法とTMDについての説明を聞き，不安が取り除かれただけで10日間で症状の緩和が認められた（図2f）．不安による精神的ストレスで夜間のパラファ

## TMD の治療のために，咬合はさわるか？さわらないか？

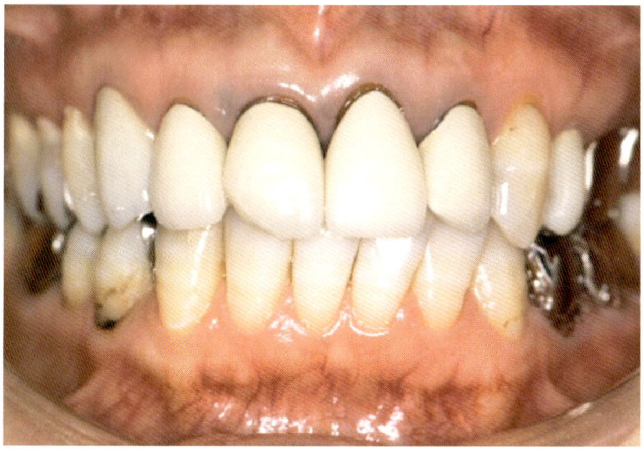

図2a　初診時正面観．主訴は左顎関節痛．紹介により来院した．

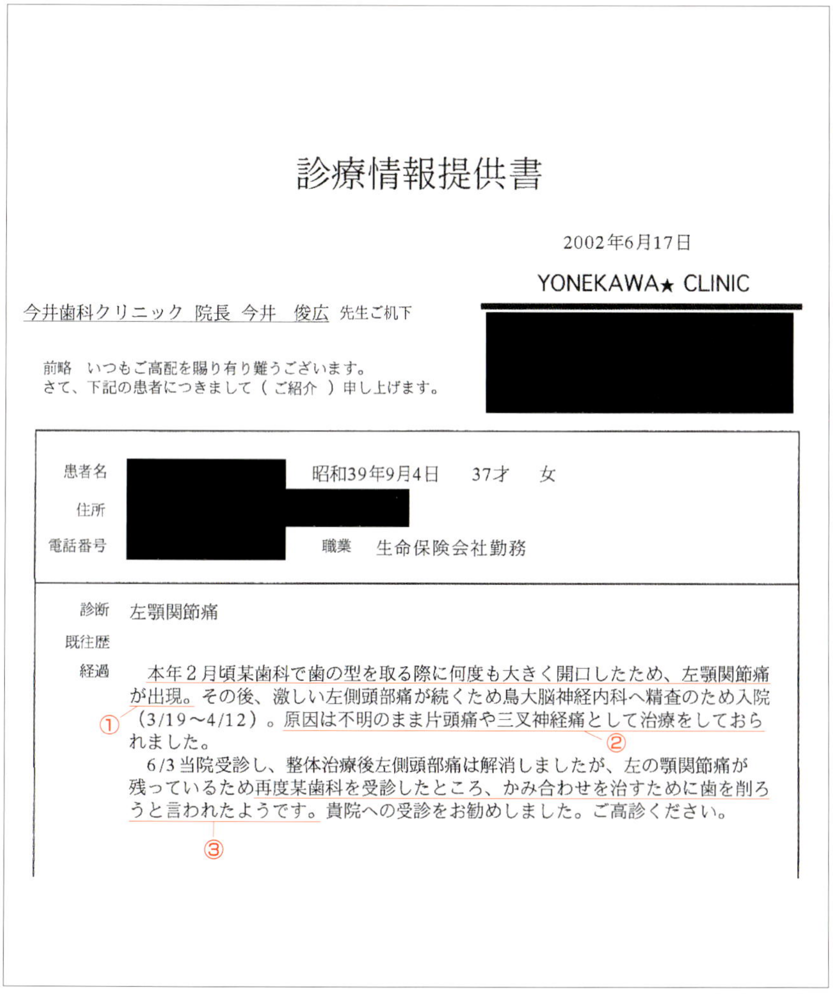

図2b　紹介状．TMDを発症しやすい要素は有していたかもしれないが，きっかけは明確であった（①）．痛みに対する不安のため，夜間パラファンクション，tooth contact habit（以下，TCH）の頻度が増えれば，頭痛が出現する可能性もある（90秒間食いしばりが持続すると筋は疲労し疼痛を起こす．最大咬合力のわずか10％の力で30分くいしばらせると普通の人で17％，緊張性頭痛患者で69％に頭痛が生じる[10]）．歯科医師が早期に説明し，安心させ，スプリント・認知行動療法で解決すれば，原因不明のまま片頭痛や三叉神経痛かもということで治療をしたりするまでには至らなかった可能性が高い（②）．TMDで「咬み合わせが悪いから削りましょう」と歯科医師にいわれた（③）という患者は，この症例だけではない．はたして削らないと治らないのだろうか？

### 診療情報提供書

2002年6月17日

YONEKAWA★ CLINIC

今井歯科クリニック　院長　今井　俊広　先生ご机下

前略　いつもご高配を賜り有り難うございます．
さて，下記の患者につきまして（ ご紹介 ）申し上げます．

| 患者名 | | 昭和39年9月4日　　37才　　女 |
| 住所 | | |
| 電話番号 | | 職業　生命保険会社勤務 |

診断　左顎関節痛
既往歴
経過　　本年2月頃某歯科で歯の型を取る際に何度も大きく開口したため、左顎関節痛
　　　　が出現。その後、激しい左側頭部痛が続くため鳥大脳神経内科へ精査のため入院
　　①（3/19〜4/12）。原因は不明のまま片頭痛や三叉神経痛として治療をしてお
　　　　られました。②
　　　　6/3当院受診し、整体治療後左側頭部痛は解消しましたが、左の顎関節痛が
　　　　残っているため再度某歯科を受診したところ、かみ合わせを治すために歯を削ろ
　　　　うと言われたようです。貴院への受診をお勧めしました。ご高診ください。
　　　　　　　　　③

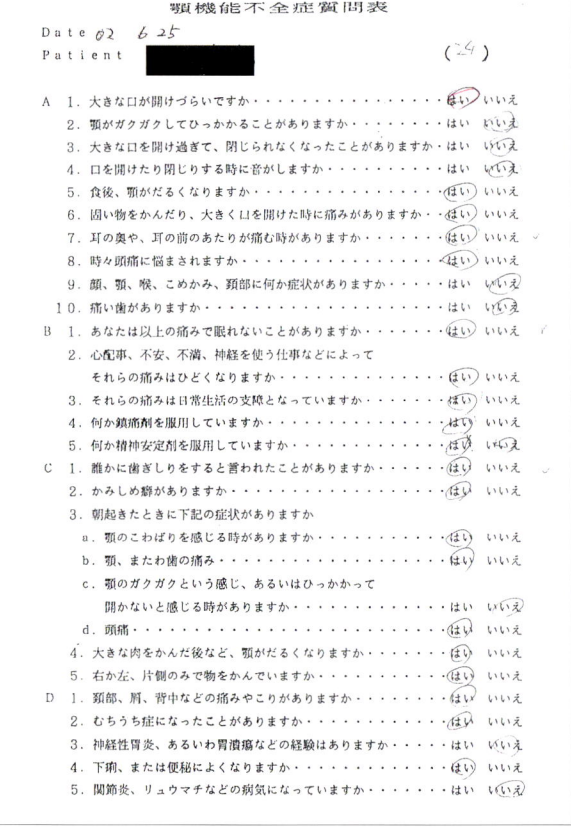

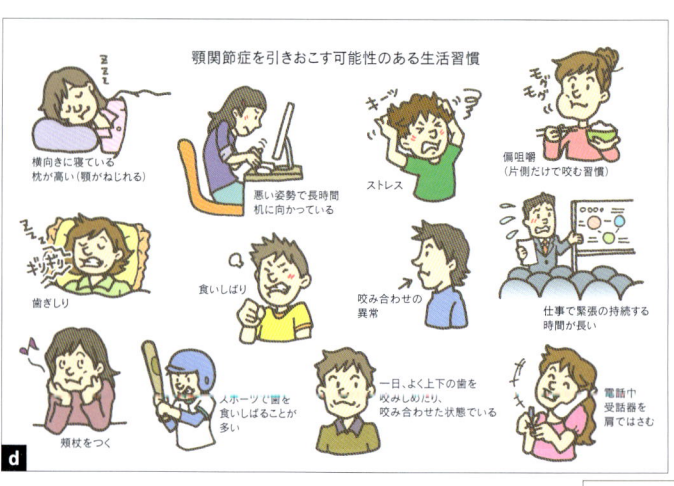

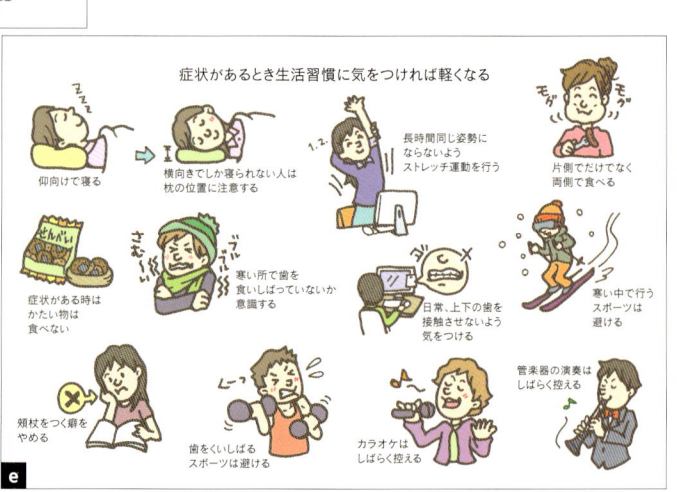

**図 2 c** 顎機能問診表[13]．術前の問診表のなかで，Ａの項目の顎関節の器質的問題や機能的問題がみられたが，Ｂの項目から不安などメンタル面のストレスを受けていることがわかる．これら不安や不眠は，原因がわからない痛みからのようであった．

### 顎機能不全症質問表

Date 02 6.25
Patient ▮▮▮▮▮▮                    (24)

A　1．大きな口が開けづらいですか・・・・・・・・・・・・・・・・・・・・・（はい）いいえ
　　2．顎がガクガクしてひっかかることがありますか・・・・・・・はい　いいえ
　　3．大きな口を開け過ぎて，閉じられなくなったことがありますか・はい　いいえ
　　4．口を開けたり閉じりする時に音がしますか・・・・・・・・・はい　いいえ
　　5．食後，顎がだるくなりますか・・・・・・・・・・・・・・・・・・（はい）いいえ
　　6．固い物をかんだり，大きく口を開けた時に痛みがありますか・・（はい）いいえ
　　7．耳の奥や，耳の前のあたりが痛む時がありますか・・・・・・（はい）いいえ
　　8．時々頭痛に悩まされますか・・・・・・・・・・・・・・・・・・（はい）いいえ
　　9．顔，顎，喉，こめかみ，頸部に何か症状がありますか・・・・はい　いいえ
　　10．痛い歯がありますか・・・・・・・・・・・・・・・・・・・・・はい　いいえ
B　1．あなたは以上の痛みで眠れないことがありますか・・・・・・（はい）いいえ
　　2．心配事，不安，不満，神経を使う仕事などによって
　　　　それらの痛みはひどくなりますか・・・・・・・・・・・・・・（はい）いいえ
　　3．それらの痛みは日常生活の支障となっていますか・・・・・・（はい）いいえ
　　4．何か鎮痛剤を服用していますか・・・・・・・・・・・・・・（はい）いいえ
　　5．何か精神安定剤を服用していますか・・・・・・・・・・・・・はい　いいえ
C　1．誰かに歯ぎしりをすると言われたことがありますか・・・・・（はい）いいえ
　　2．かみしめ癖がありますか・・・・・・・・・・・・・・・・・・（はい）いいえ
　　3．朝起きたときに下記の症状がありますか
　　　　a．顎のこわばりを感じる時がありますか・・・・・・・・・・（はい）いいえ
　　　　b．顎，またわ歯の痛み・・・・・・・・・・・・・・・・・・（はい）いいえ
　　　　c．顎のガクガクという感じ，あるいはひっかかって
　　　　　　開かないと感じる時がありますか・・・・・・・・・・・はい　いいえ
　　　　d．頭痛・・・・・・・・・・・・・・・・・・・・・・・・・（はい）いいえ
　　4．大きな肉をかんだ後など，顎がだるくなりますか・・・・・・（はい）いいえ
　　5．右か左，片側のみで物をかんでいますか・・・・・・・・・・（はい）いいえ
D　1．頸部，肩，背中などの痛みやこりがありますか・・・・・・・（はい）いいえ
　　2．むちうち症になったことがありますか・・・・・・・・・・・（はい）いいえ
　　3．神経性胃炎，あるいわ胃潰瘍などの経験はありますか・・・・はい　いいえ
　　4．下痢，または便秘によくなりますか・・・・・・・・・・・・（はい）いいえ
　　5．関節炎，リュウマチなどの病気になっていますか・・・・・・はい　いいえ

**図 2 d, e** TMD の認知行動療法パンフレット．「顎関節の捻挫のようなものなのに，安静にしていなかったようですね」とパンフレットをもとに説明することで，患者を安心させることが重要となる．＊筆者の医院で製作

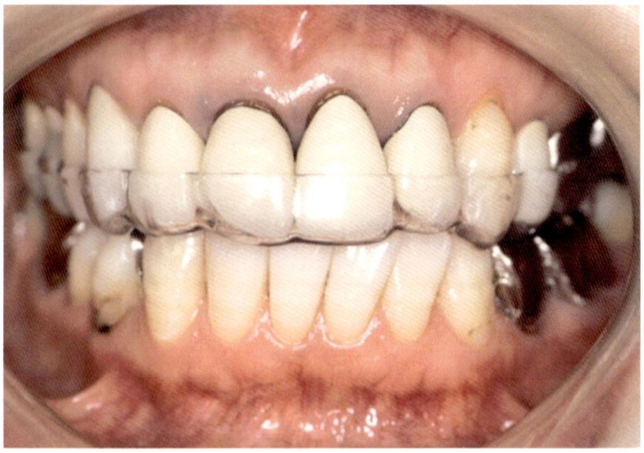

さわる咬合，さわらない咬合

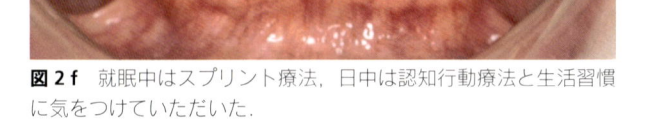

図2f 就眠中はスプリント療法，日中は認知行動療法と生活習慣に気をつけていただいた．

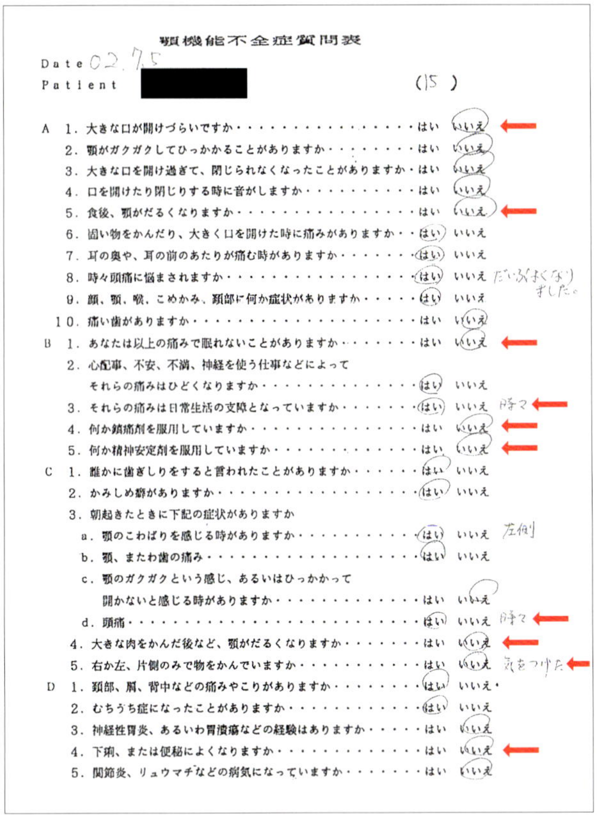

図2g 顎機能不全問診表．10日目の結果である．4か月も治癒傾向を示さなかった症状であったが，10日で改善傾向がみられ，鎮痛剤を飲むこともなくなっていた．それにともない不安の項目も減ってきているのがわかる．歯は削っていない．咬合もさわってはいない．＊矢印部は初診時「はい」から今回「いいえ」に変わったところ

ンクションの頻度が増え，teeth contacting habit（以下，TCH）など生活習慣が顎関節関連組織の安静を阻害していたことが，治癒の妨げとなっていたと思われる（**図1b，2d**）．ブラキシズムが筋緊張性頭痛や片頭痛を増悪させる可能性も示されている[10]．この症例では，主要因として外傷がかかわっていたため，早期にスプリント療法と顎関節を安静させる認知行動療法で改善した症例だと推測できる．患者はスプリント療法と認知行動療法で改善し，紹介いただいた内科の先生に「あの1か月の入院はなんだったのでしょうね」と報告したということであった．

TMDに咬合がどれだけかかわっているかは，診査なくして判断することはできない．目の前の患者のTMDに咬合が要因として大きくかかわっているという根拠がないまま，咬合はさわるべきではない．

そして，グローバルな傾向としても，咬合はTMDの多くの因子の1つではあるという位置づけとなってきた．咬合の問題は，維持因子（永続化因子）とはなりえる（発症したTMDを治りにくくする）が，主要因ではないことが多い．そのため，**TMDのためだけに歯は削るべきではない**と示唆されてきている．

| 4-4 | **咬合にさわる意義，さわらない意義** |

では，症例を通して TMD で，咬合にさわる意義，さわらない意義を考えてみたい．

臼歯部の咬頭干渉は，歯にとってメカニカルストレスとなる．また，「咬頭干渉が臼歯にある場合，顎関節に負荷となり，TMD の要因となる」と考えられている．で

は，TMD の患者が来院されて，臼歯に咬頭干渉があればすぐ削るのか？　削ってはいけないのか！?

このように（**図 3 ～ 5**）同じような臼歯干渉症例でも，さわる症例・さわらない症例がある．なぜだろうか??

## 大臼歯に咬頭干渉があった「さわった症例」「さわらなかった症例」の理由とは？

症例①　さわった症例

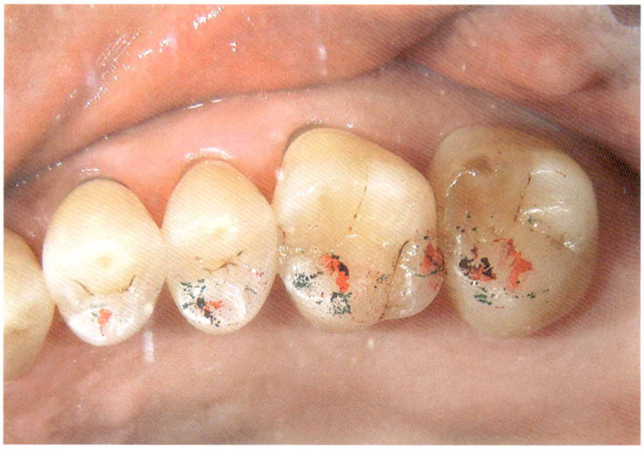

**図 3**　⎿7 の咬頭干渉．主訴は咬合痛（**図 3 a～c** 参照）．

症例②　さわらなかった症例

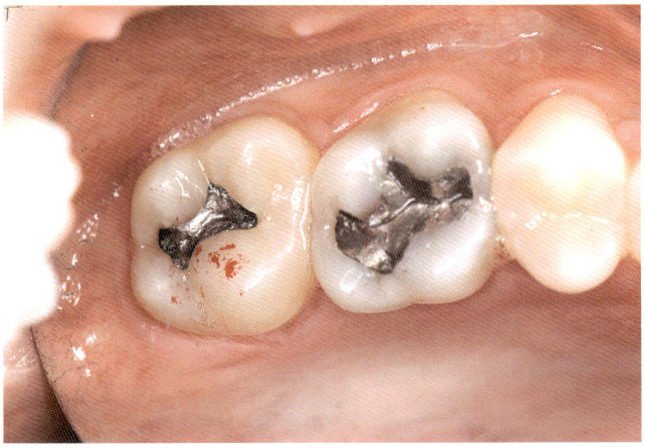

**図 4**　7⏌ の咬頭干渉．主訴は開口障害（**図 4 a～k** 参照）．

症例③　さわった症例

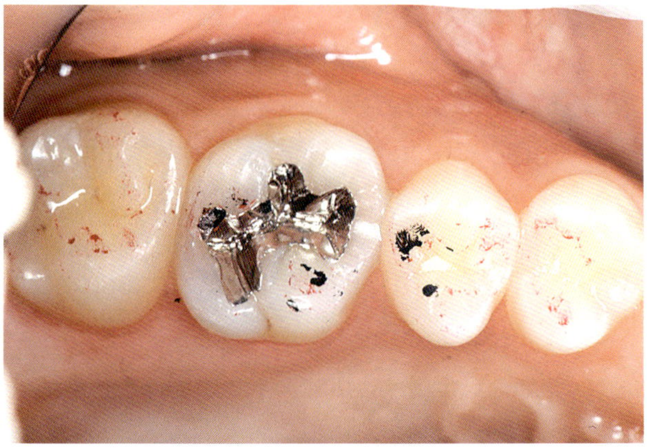

**図 5**　7 6⏌ の咬頭干渉．主訴は開口障害と顎関節痛（**図 5 a～x** 参照）．

## ①⌴7 の咬頭干渉症例(図3 a〜c)──さわった症例

主訴は咬合痛(以前にも何度か既往あり). 認知行動療法を行い, 干渉部のみ調整した(**図3 a〜c**). この症例はTMD症例ではなく歯の咬合痛で, その歯に何度か症状が出現している. メカニカルストレス以外の要因が薄い.

TMDのためだけなら歯を削るべきではないが, **痛みのある歯, まさにその歯に干渉があれば, 現症の改善のため干渉を削合することがある. ただし, その干渉を除去することで他の歯に負担が生じるようであれば, 犬歯にadd on(添加)調整をすることも考慮する.**

### ①さわった症例

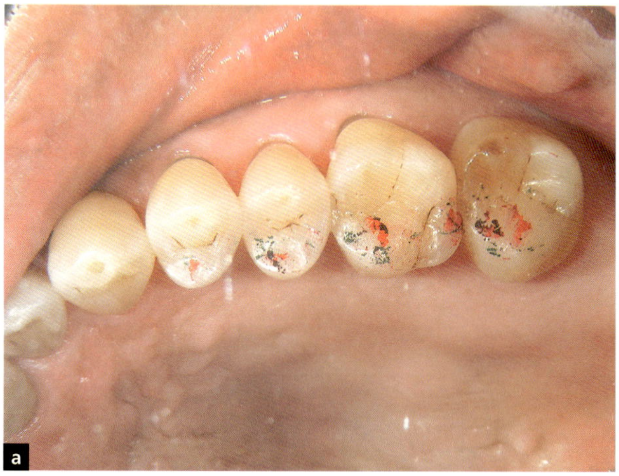

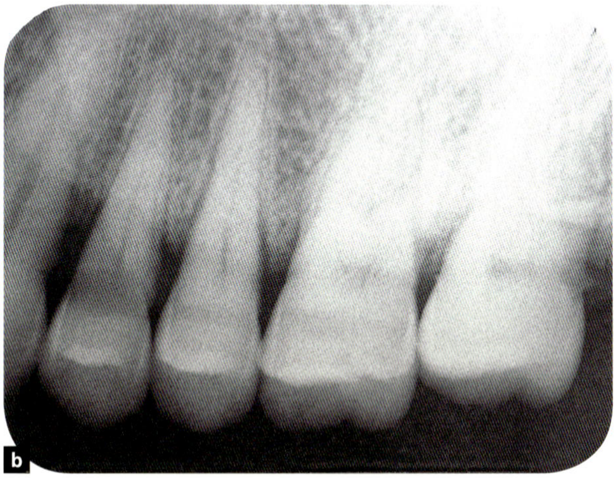

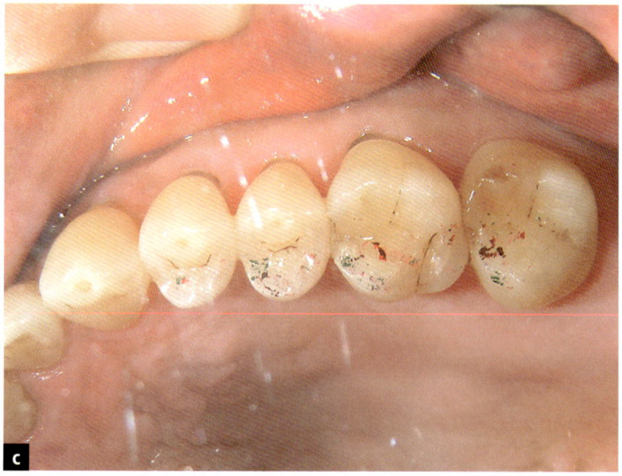

**図3 a〜c**　主訴が咬合痛であった. 咬頭干渉があるこの歯⌴7 に問題が生じていた. エックス線写真から他の歯より歯槽骨の吸収が顕著であり, この⌴7 の存続のために咬合調整が必要と判断している.

## ② 7|の咬頭干渉症例(図4a~k)──さわらなかった症例

　主訴は開口障害(TMD)(**図4a~k**). この症例は, 発症当時にかなりの精神的ストレスの自覚があった. また, 食いしばりの徴候も認められた. 最大咬頭嵌合位(以下, ICP)からの機能運動時の干渉が7|に認められたが, CR・生理的顆頭安定位での診査で早期接触も同歯にあった. その干渉を除去しても, つぎには他の歯が干渉してくる. 下顎偏位は1mm程度であり, 咬合以外の関与も大きいと推測されたため, 干渉部だけを処置しても, 咬合以外の要因の改善がなされなければ主訴のTMDの再発の可能性がある. 下顎の偏位1mmの調整においても煩雑で, 多数の歯の削合が必要となることが多い. そして, う蝕もない生活歯を多数削合するリスクよりも, 認知行動療法と習慣・習癖の改善, スプリント療法を第一選択とした.

### ②さわらなかった症例

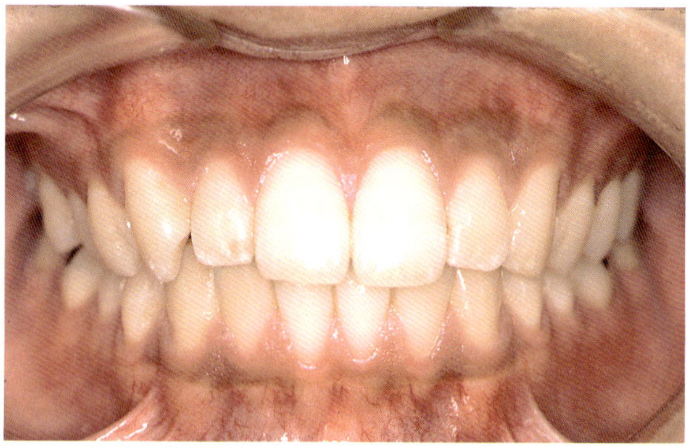

**図4a** 初診の状態. 主訴は開口障害と咀嚼時顎関節部の疼痛. この症状は初めてであるという. 初診1999年. 21歳, 男性, 大学生.

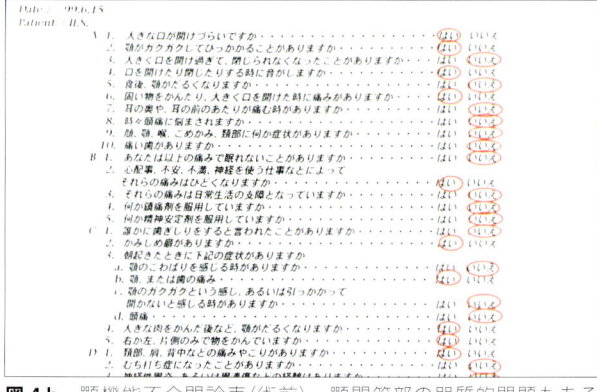

**図4b** 顎機能不全問診表(術前). 顎関節部の器質的問題もあるが, ストレスの問題もあった(医大生で専門課程に入ったことと, 試験などのストレスのようであった).

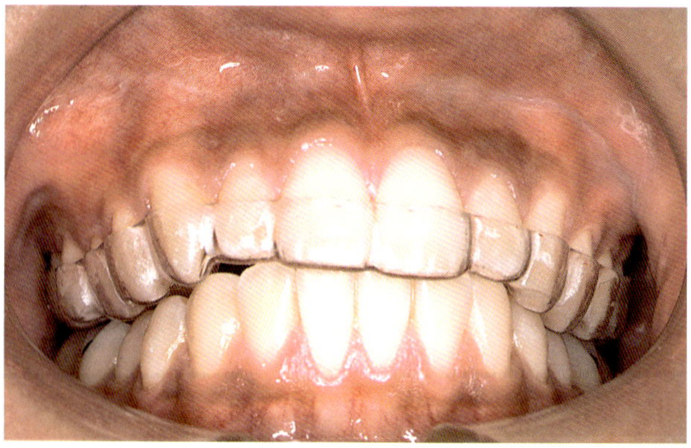

**図4c** スプリントと認知行動療法にて対処を行った.

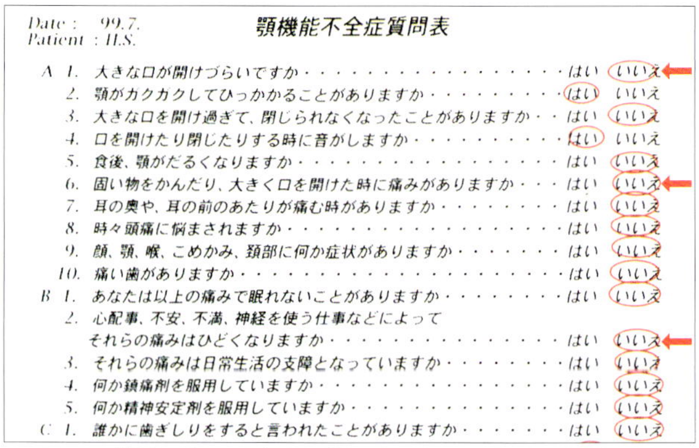

**図4d** 顎機能不全問診表(スプリント療法後). 経過は良好となった. ＊矢印部分は初診時「はい」だった部分

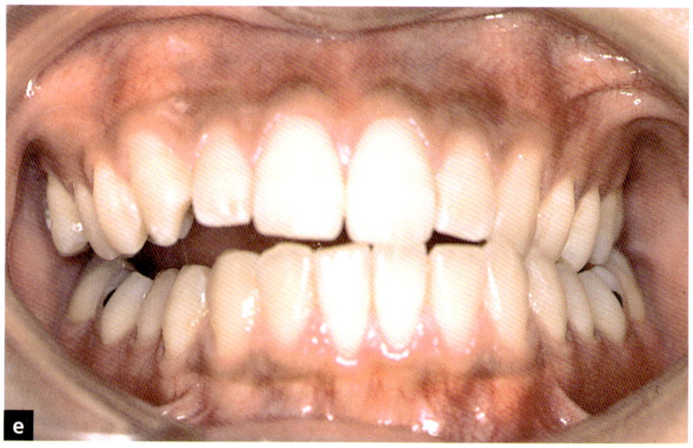

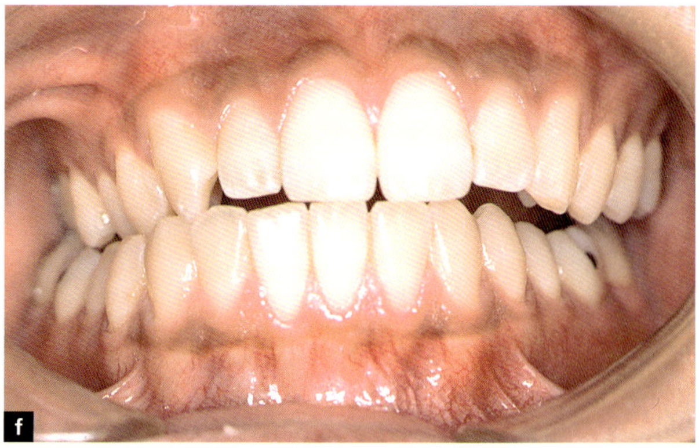

**図4e,f** 咬合状態. 7|に早期接触があり, 側方運動でも大臼歯に干渉があった(**g,h**). では, すぐに削合調整をするのか？？

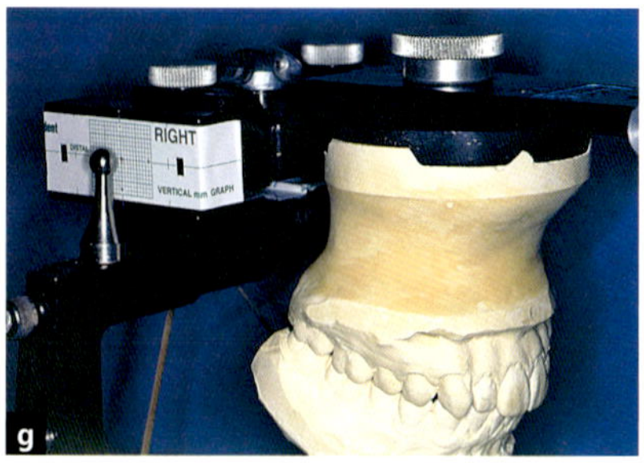

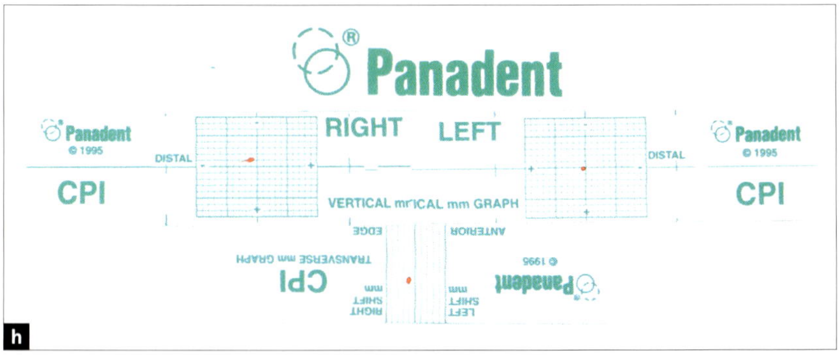

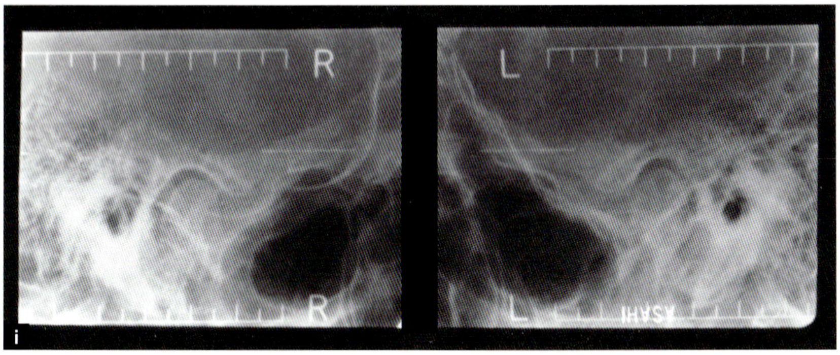

**図4 g～i** CR・生理的顆頭安定位を検討．CPI（condyle position indicator：顆頭位指示表）で右顆頭は約1mm後上方で，左顆頭は回転，下顎は若干右にシフトしていた．左右のシフトや1mm程度のずれは，顎関節規格写真で見ても，顆頭の位置の問題はとくに判定できない．

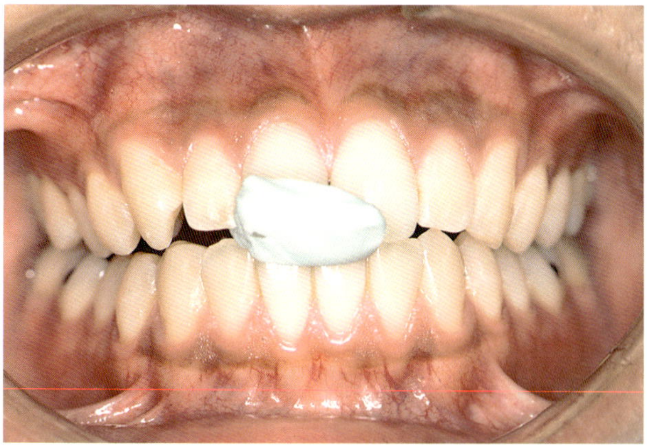

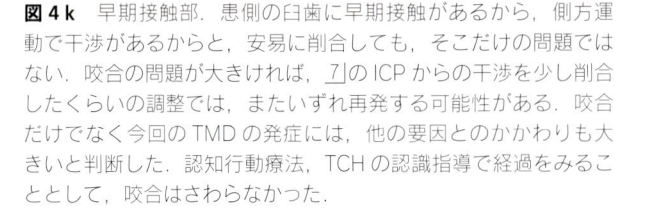

**図4 j** 中心位（以下，CR）・生理的顆頭安定位の上下歯の関係．CR・生理的顆頭安定位でジグを噛ませた上下顎歯の関係で，左右の間隙が均等でないのがみてとれる．この下顎位のまま全歯が均等に接触（CR・生理的顆頭安定位 =ICP）するよう咬合調整することは，きわめて困難である．また，多くの健全歯質の削合を必要とすることが模型上のシミュレーションで確認された．add on の調整も必要となる．この症例の発症要因は咬合だけではない．多くの天然歯を削合するリスクを考えるべきと判断した．

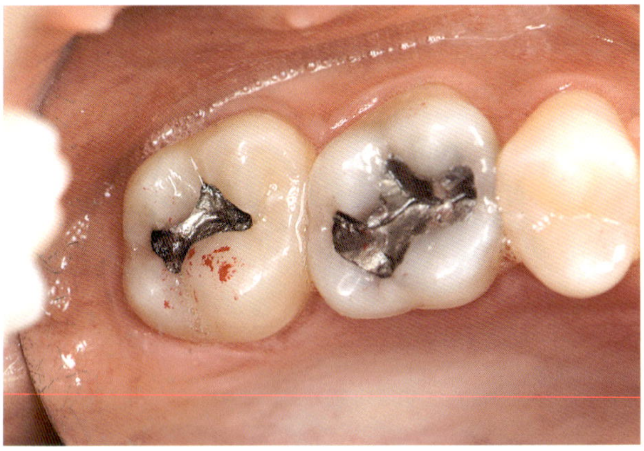

**図4 k** 早期接触部．患側の臼歯に早期接触があるから，側方運動で干渉があるからと，安易に削合しても，そこだけの問題ではない．咬合の問題が大きければ，7|のICPからの干渉を少し削合したくらいの調整では，またいずれ再発する可能性がある．咬合だけでなく今回のTMDの発症には，他の要因とのかかわりも大きいと判断した．認知行動療法，TCHの認識指導で経過をみることとして，咬合はさわらなかった．

## ③ 7 6 の咬頭干渉症例(図5a〜x)──さわった症例

初診1990年，12歳・男子，主訴は開口障害(**図5a**)．この症例は，症状改善後の診査でねじれをともなう2mm以上の下顎偏位があった．顎関節規格写真からも顎頭の顕著な偏位が認められた．歯の萌出時期に，右側を下にしたうつ伏せ寝の習慣があったため，下顎が偏位した状態で，上下の歯が咬合してしまったと推測できた．この咬合が顎口腔系の生理的状態であるはずがない．そこで，若年者でもあり，生理的な顎頭安定位までの咬合誘導を提案した．患者本人も開口後製作したスタビライゼーションスプリントの位置が"楽"という認識があった．削合や歯冠修復治療ではなく，12歳という若年者であることから，永久歯の萌出を利用した咬合誘導の計画としたため，習慣・習癖の改善と並行して「さわる治療」を行った．オーバーレイ(歯は削らず歯の上に帽子のようにかぶせる仮歯)を利用した咬合誘導であり，100点の治療ではないかもしれないが，多数歯の削合を必要としないことは有効である．ただし，綿密な診査を行い，根拠に基づき治療を行わなければならない．

### ③さわった症例

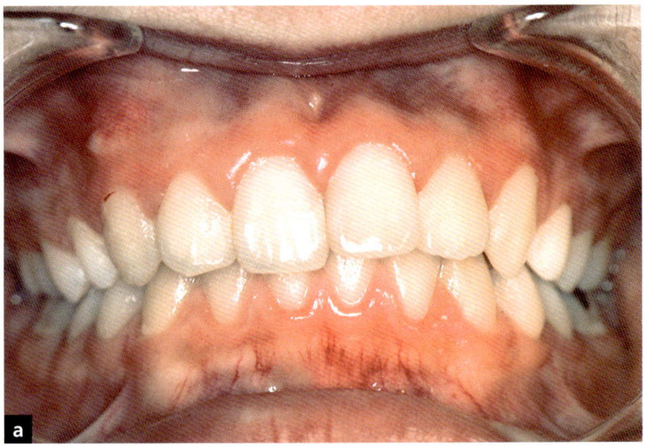

**図5a** 初診の状態．主訴は，開口障害と顎関節痛(自発痛と機能時疼痛)．初診1990年．12歳，男性．来院前日の朝から左顎関節部の疼痛とclosed lockを起こしていた．以前から朝に口が開かないことが時々あったが，ほとんど半日もせずに解消していた．しかし，今度は痛みをともない，夕方になってもclosed lockが解消しなかったため，他医院にて鎮痛剤の投与を受け，当医院を紹介された．患者の母親は偶然知人でもあった．うつ伏せ寝の習慣があった．

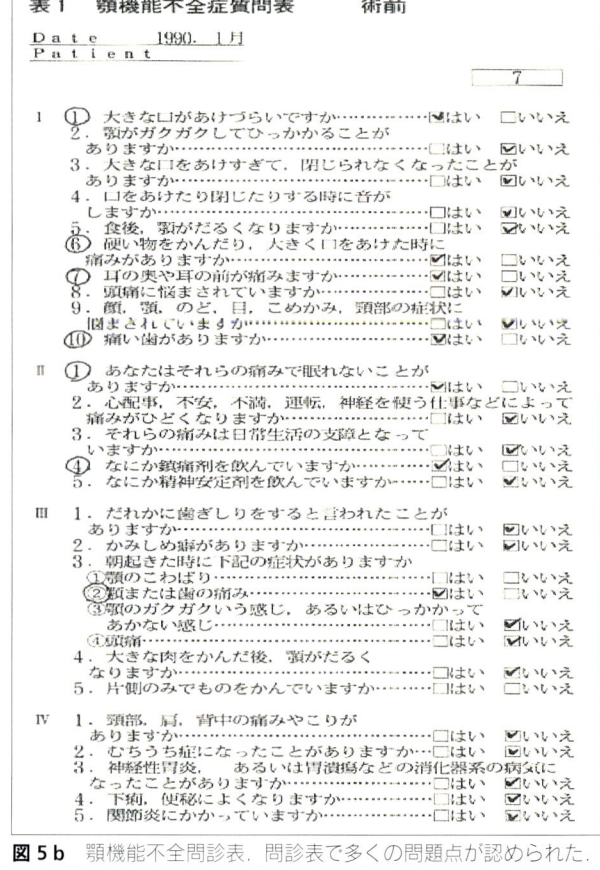

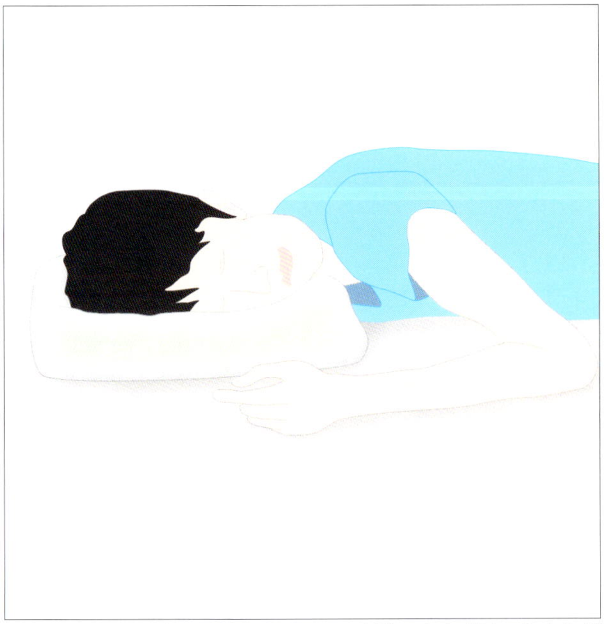

**図5b** 顎機能不全問診表．問診表で多くの問題点が認められた．

**図5c** うつ伏せ寝の習慣により，下顎が捻じれた状態で永久歯が萌出嵌合した可能性が推測できた．

**図5 d, e** 顎関節規格写真．関節窩内での左右の顆頭の位置に均衡性がない．右顆頭は前下方に（**c**），左顆頭は押し込められるように後方に（**d**）偏位していた．

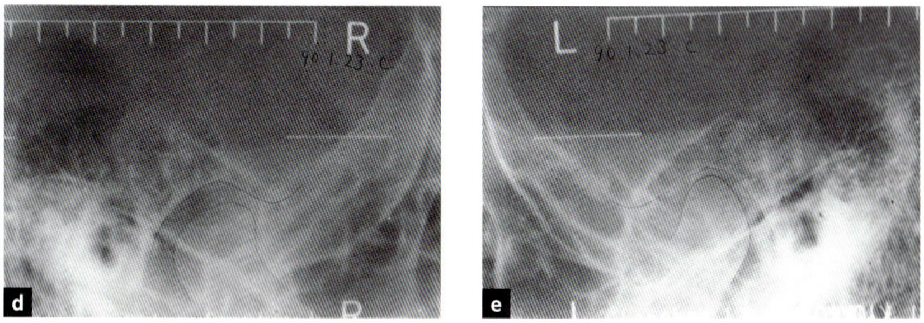

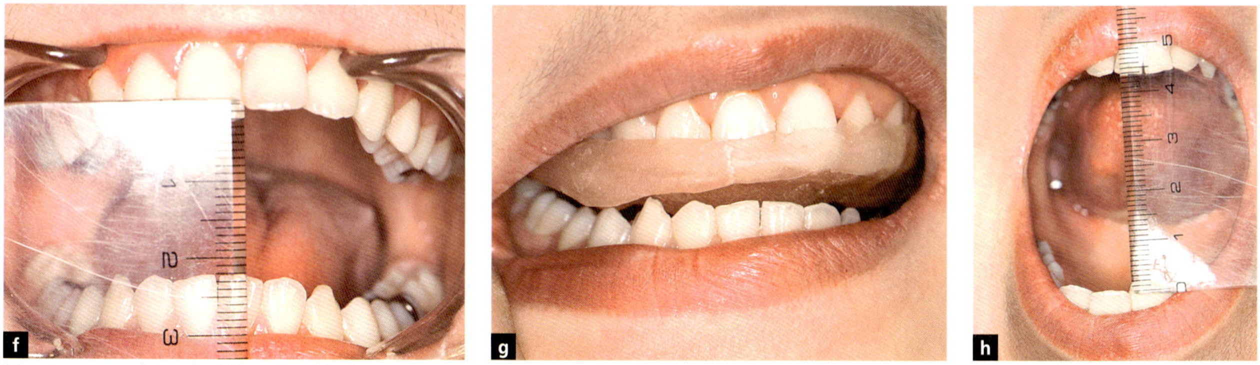

**図5 f〜h** スプリント療法により（当時 closed lock の場合，現在は使用することがほとんどないが，ピボットタイプも使用していた），つぎの日には開口可能となった．

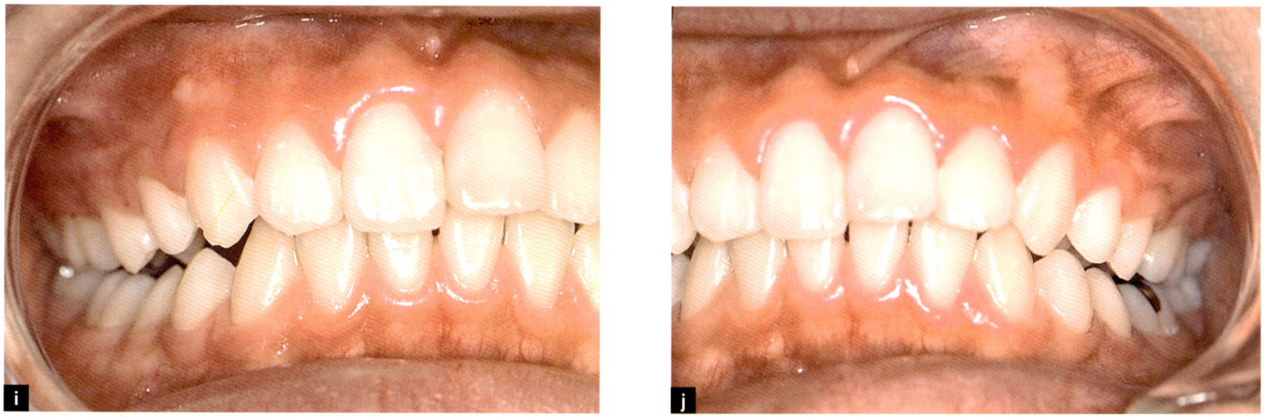

**図5 i, j** CR・生理的顆頭安定位での上下顎歯の関係．CR・生理的顆頭安定位と ICP の差が大きい．12歳と若年者でありながら，TMD の症状を何度か繰り返している．この CR・生理的顆頭安定位の下顎位で，前歯の被蓋は良いため，add on 調整のようにこの位置に咬合誘導することとした．

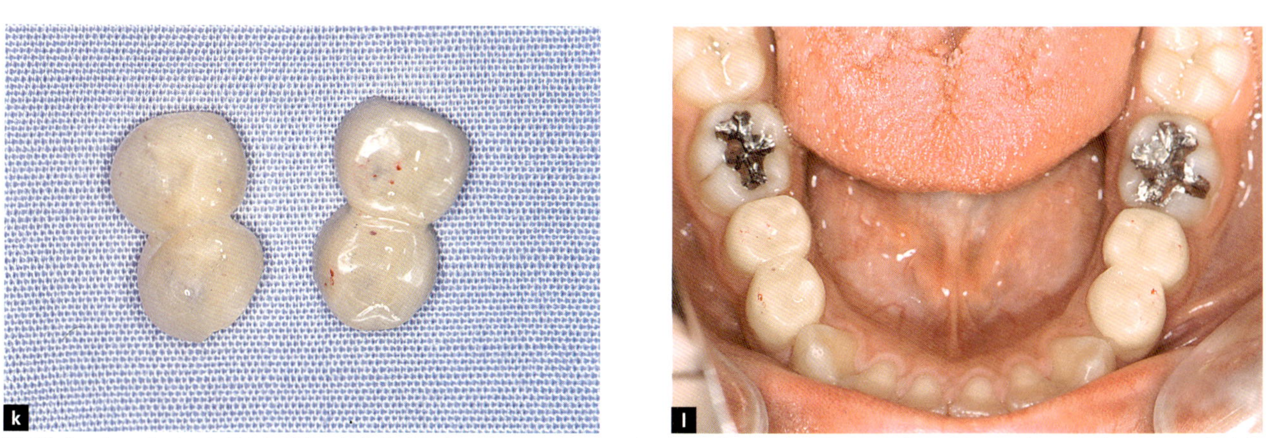

**図5 k, l** オーバーレイで咬合誘導．前歯と小臼歯のオーバーレイで CR・生理的顆頭安定位の下顎位で咬合するようにした．セメント合着である．

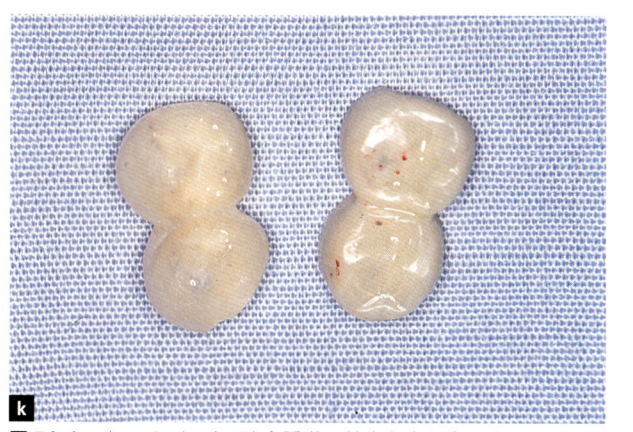

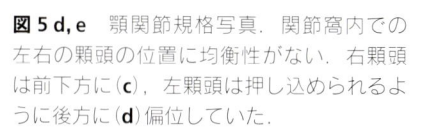

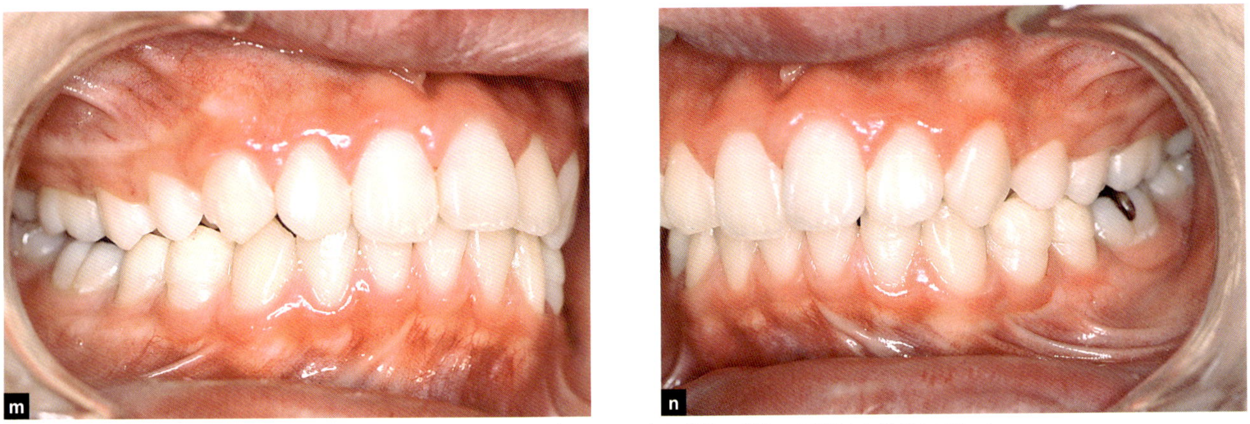

**図 5 m, n**　小臼歯にオーバーレイを装着．大臼歯は咬合接触がまだ不安定な状態．$\frac{3+3}{3+3}$ で下顎位を保持している．

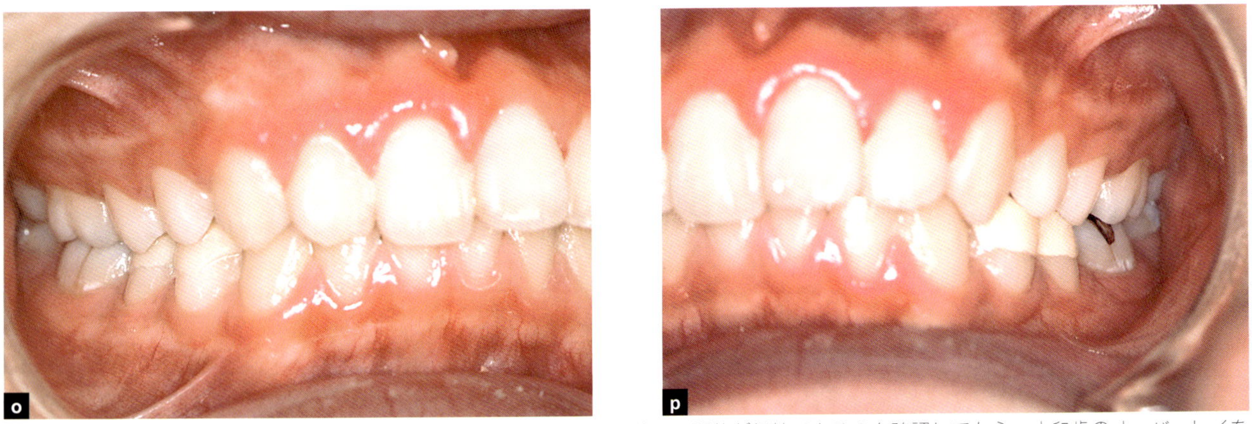

**図 5 o, p**　大臼歯が咬合接触し，大臼歯と前歯で CR・生理的顆頭安定位の下顎位が保持できるのを確認してから，小臼歯のオーバーレイを除去する．

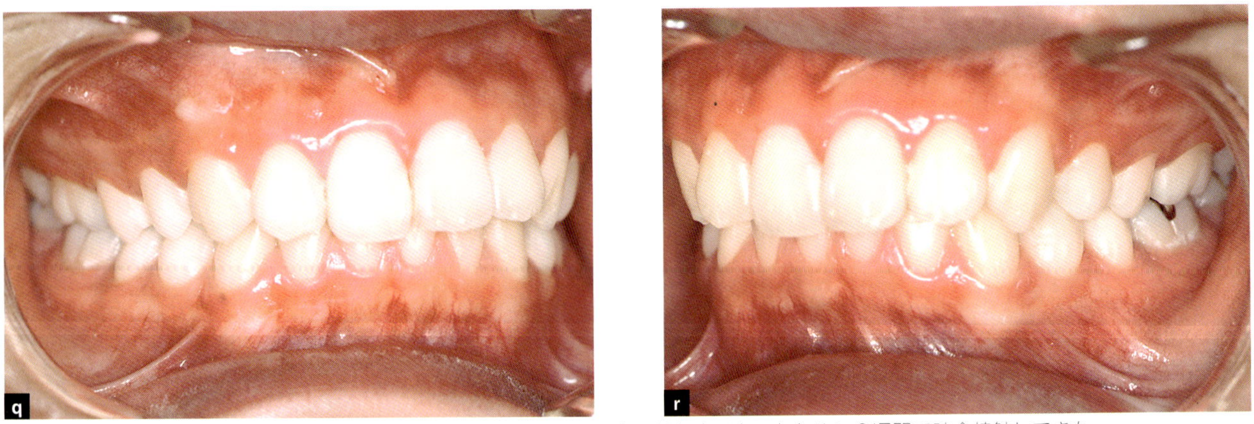

**図 5 q, r**　オーバーレイが除去されて生じた上下小臼歯間のスペースも，若年者であったために 2 週間で咬合接触してきた．

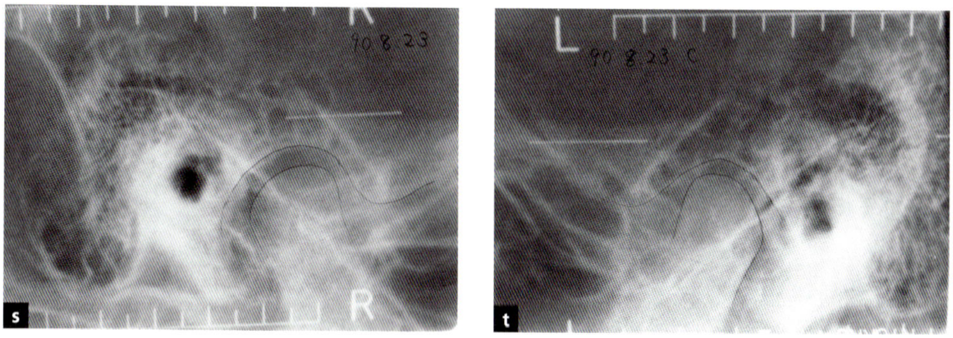

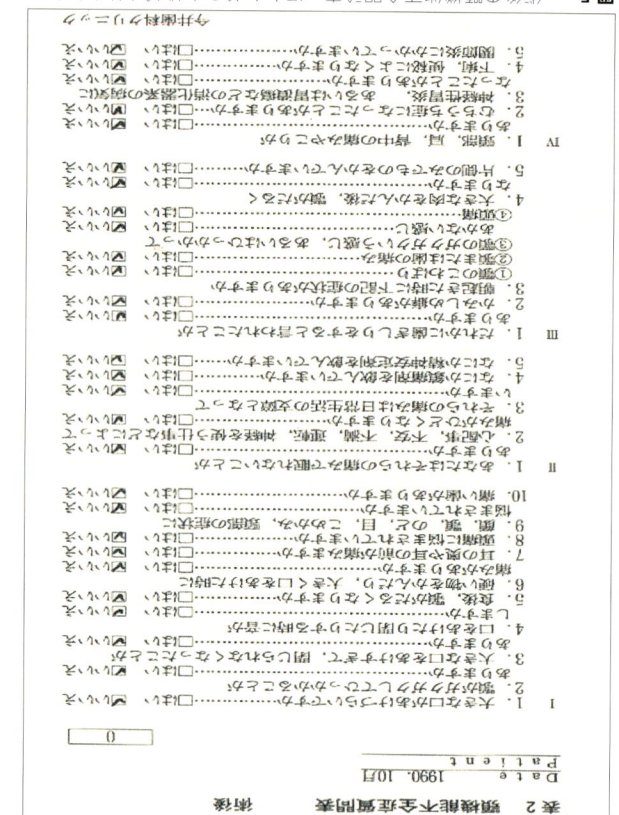

**図5 s, t** 術後の顎関節規格写真で，両側の顆頭が関節窩のなかで均等な位置になっている．術前と比較してCR・生理的顆頭安定位≒ICPとなったのがわかる．

**図5 u** 術後の顎機能不全問診表．ほとんどの症状が改善された．

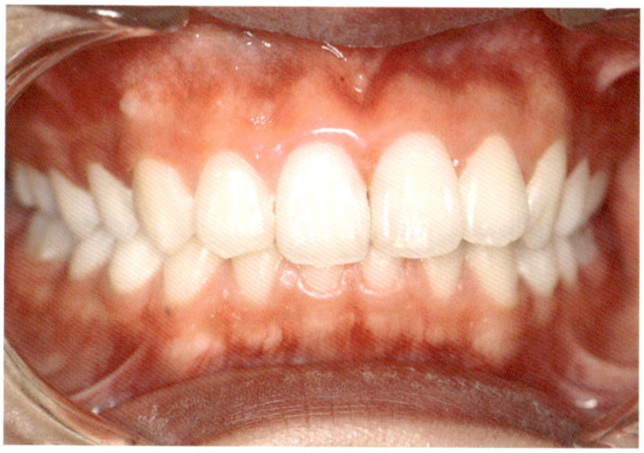

**図5 v** 術後の正面観．遠方のため術後，本人が歯科治療に来院することはなかったが，近年患者の母親と会う機会があり，経過を聞くことができた．治療後20年経過しているがclosed lockの再発はなかったという．

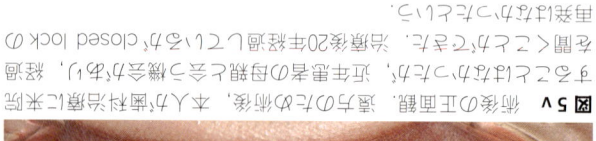

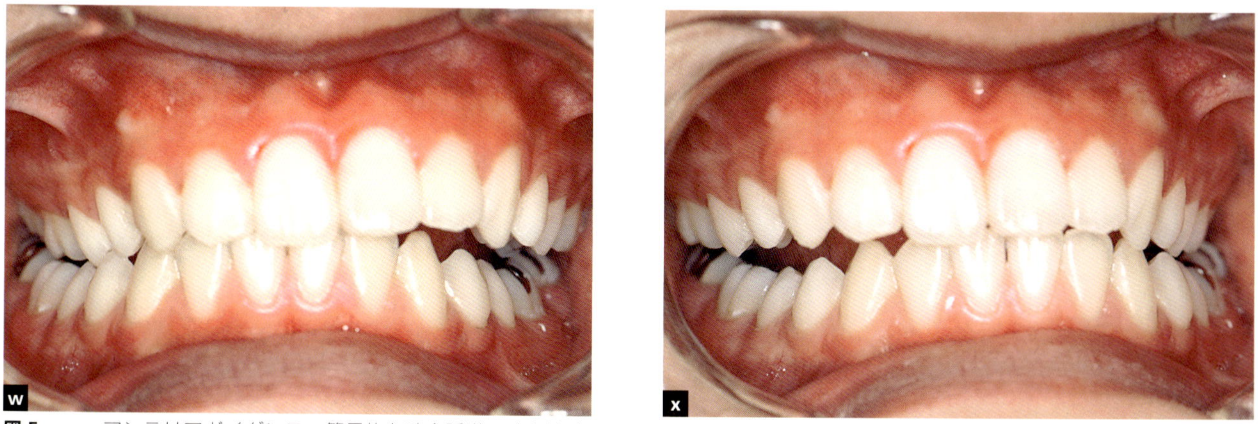

**図5 w, x** アンテリアガイダンス．簡易的な咬合誘導で咬合治療としては80点の治療であったかもしれないが，臼歯部への干渉はアンテリアグループファンクションとなり何とか回避できている．生活習慣の改善と咬合関係の改善が効を奏したと思われる（**図5 c** 参照）．

## 4-5　2mm以上の下顎の偏位

TMDと咬合とのかかわりで示唆されているのは，**表1**の項目である[7]．

また，第3章で提示した症例（第3章**図4**）は，主訴が歯冠修復治療であったが，顎関節にも痛みを訴えていた．TMDの要因のなかで，下顎の偏位という咬合要因が関与していた．2mm以上の下顎の偏位も認められ，偏位を是正したスプリントで症状は改善した．歯冠修復治療を行うのであれば，咬合の危険因子はできるだけ排除しておくことが治療後の顎口腔系の安定に必要である（**図1c**）．それゆえに，第3章**図4**は咬合を徹底的にさわった症例である．

### 2mm以上の偏位のTMD症例の対応

そこで，TMDの症状があった2mm以上の下顎偏位症例をつぎに提示する（**図6〜10**）．ちょっと削るくらいでICP＝CR・生理的顆頭安定位になるだろうか？　これだけの偏位の調整のために削合したら，咬合高径が低下する可能性がある．そのため，その調整は削る「−」の調整だけではなく，「＋」の調整も必要となる[8]．そしてその調整は，現在のICPで干渉している歯だけではなく，安全圏内にまでに調整するには，多数歯の削合を必要とすることが多い．CR・生理的顆頭安定位を保ちながらの調整であるため，調整のたびに「アクアライザー」（東京歯材社）やロールワッテを使用して，神経筋機構の習慣性を解除しながら調整を行うなど，調整過程は大変煩雑となる．**TMDに咬合が関与している症例では，ICPで簡易にチェックした咬頭干渉を削合すればすむ症例は少ない**と認識する必要がある．また，TCHを有する患者では，安易に咬合調整を行うと，咬合接触の変化によ

### 2mm以上の下顎の偏位

**表1**　TMDの要因となりえる咬合の問題[7]．AAOPのガイドラインでは，咬合がTMDの要因なのには否定的ではある．それでもこれらの咬合の不調和は，主要因ではないが，TMDが発症すると，永続化因子（維持因子）となりえると示唆している[12]．

- 2mm以上のCRからICPへのスライド（下顎の偏位）
- 片側性のクロスバイト
- 両側性のクロスバイト
- 前歯のオープンバイト
- ディープバイト
- 臼歯の5本以上の欠損

り無意識に安定接触位置を探そうとする行動が強まり，接触時間がさらに長くなり，筋疲労や関節への過剰負荷を招くことになる，と警告されている[9]．

一部の干渉を調整したそのときは症状が良くなったとしよう．しかし，咬合の関与が大きい2mm以上の偏位やオープンバイトは，少しの調整では解決できてはいない．さらに，TMDは咬合だけが原因ではなく多因子疾患である．体調の変化，メンタルなストレスなどの因子が加わり，再度TMDの症状が出る可能性がある．そのときに患者は「あのとき歯を削られたから」「あのときこの歯を削ったら，良くなるといわれたのに」と考えるかもしれない．これは筆者らの個人的な見解ではなく，TMDの先駆者たちが，経験から警告していることである[1〜4]．

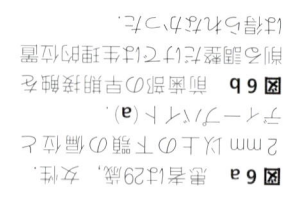

## 2mm以上の偏位のTMD症例の対応

5症例とも歯冠修復治療が必要であったが，繰り返すTMDの症状があった．その偏位量や問題の解決のためには，咬合高径の問題の解決，矯正治療によるtooth positionの解決，歯冠修復によるadd on効果やアンテリアガイダンスの確立など，なすべきことは多い．さわるなら，診査・診断のもと何のためにするべきかの根拠を患者にも明確にしてから，治療を始めるべきである．

**症例① ⌐1の歯冠修復物装着以来，1年間TMDの不快症状が消えなかった**

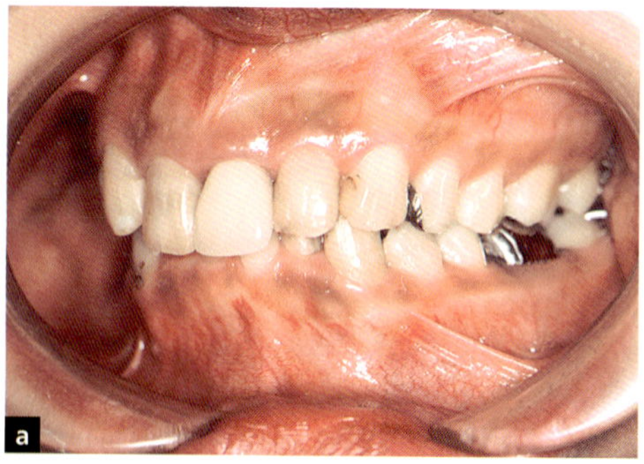

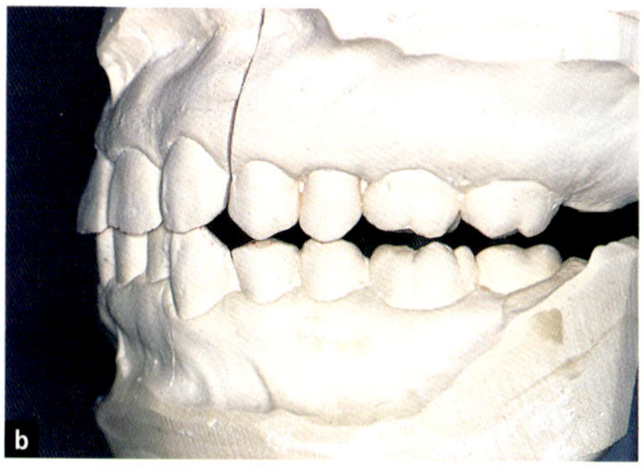

**図6a** 患者は29歳，女性．2mm以上の下顎の偏位とディープバイト（a）．

**図6b** 前歯部の早期接触を削る調整だけでは生理的位置は得られなかった．

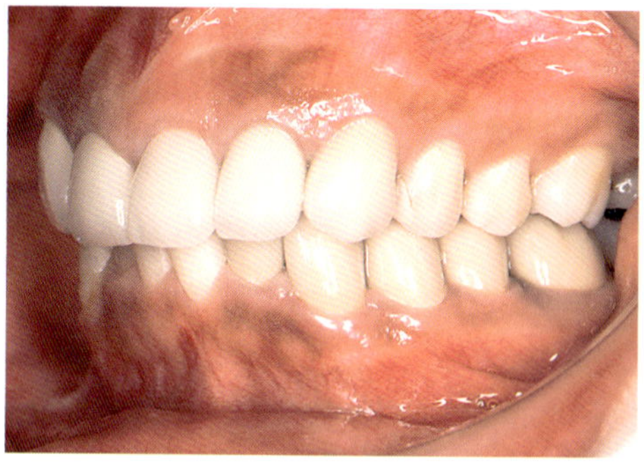

**図6c** 歯冠修復による咬合再構成治療を行った．術後12年を経過し，TMDの再発はない．

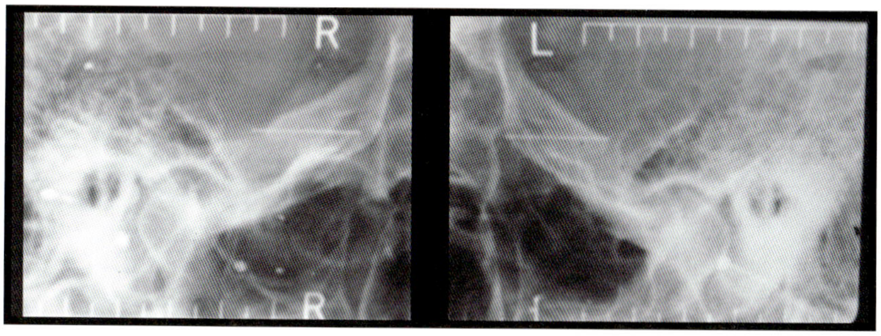

**図6d** 術前の顎関節規格写真．顆頭は関節窩のなかでかなり後方に位置した状態であった．

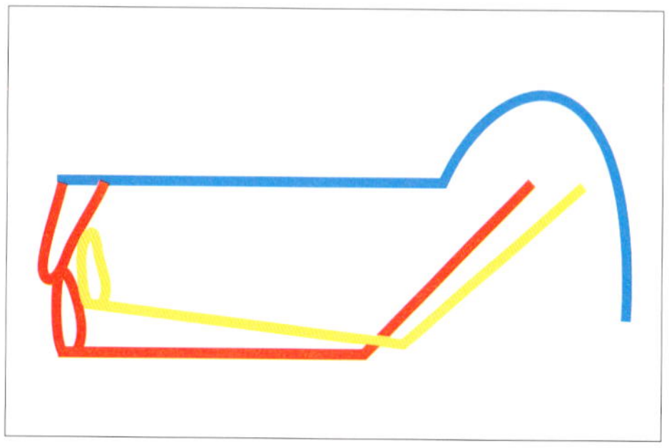

**図6e** 下顎の偏位状態のシェーマ．赤のラインがCR・生理的顆頭安定位である．本症例は黄色のラインの状態に下顎が偏位し，ICPとなっていた．

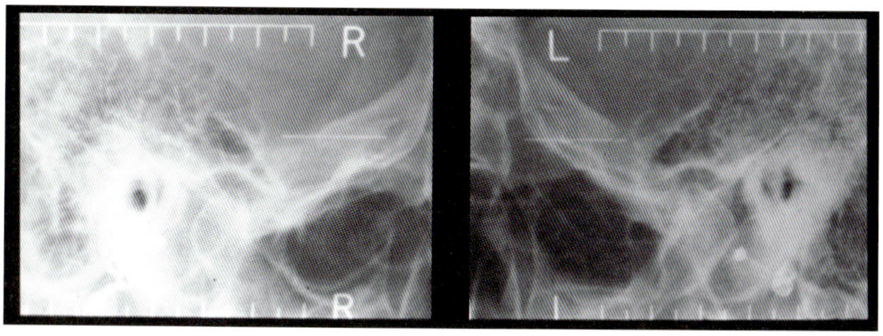

**図6f** 術後の顎関節規格写真．術前，顆頭が後方に位置し，関節後部組織のスペースがほとんどなかったが，良好な位置になっている．

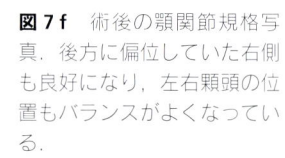

**症例②　上顎右側のブリッジが脱離し，5|を抜歯したころから時々TMDの症状がでていた**

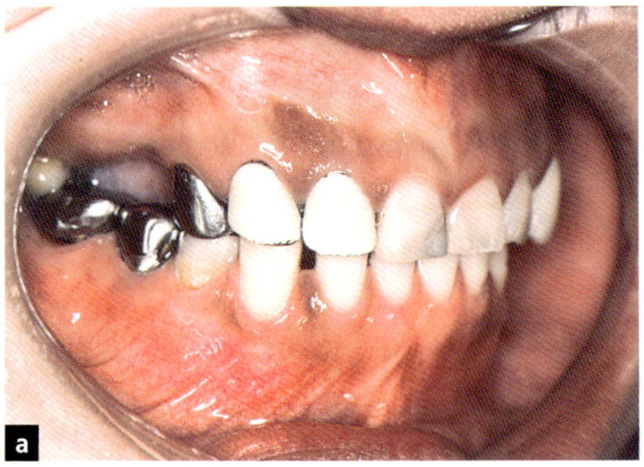

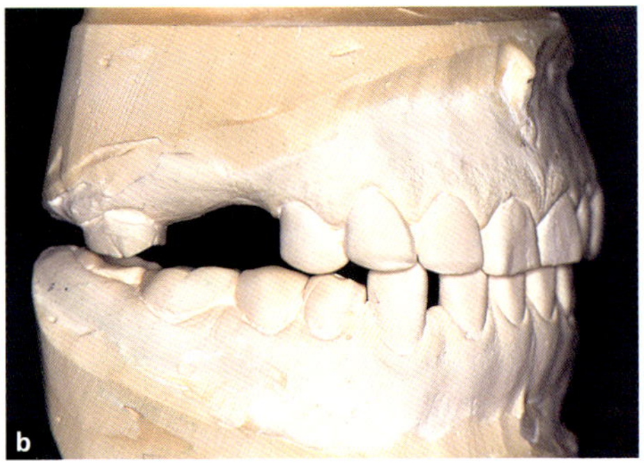

**図7a**　2mm以上の下顎偏位がある．欠損歯は少ないとはいえ，片側ブリッジ脱離の放置のため，多数歯欠損と同様のダメージがあった（**a**）．

**図7b**　咬合高径を補綴で戻す（add on 調整）必要があった（**c**）．

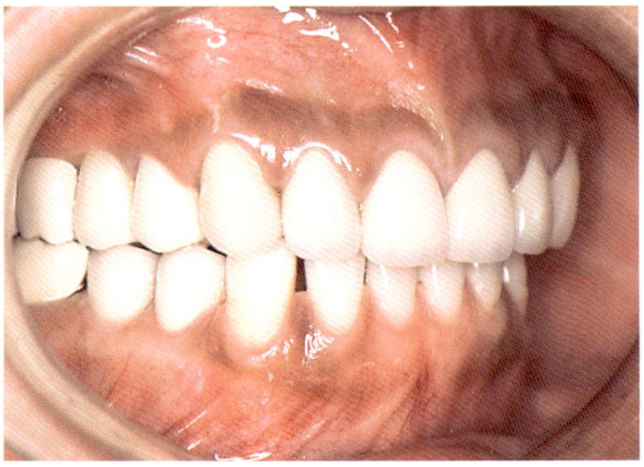

**図7c**　術後10年を経過し，TMDの再発はない．

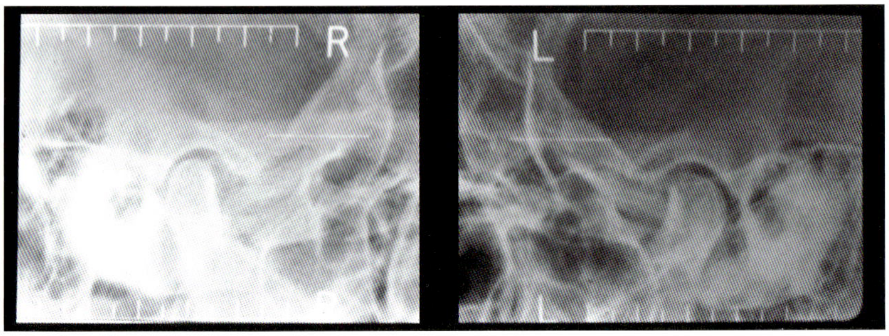

**図7d**　術前の顎関節規格写真．右側顆頭はかなり後方に位置している．左右顆頭の偏位量は異なる．ねじれをともなった偏位である．

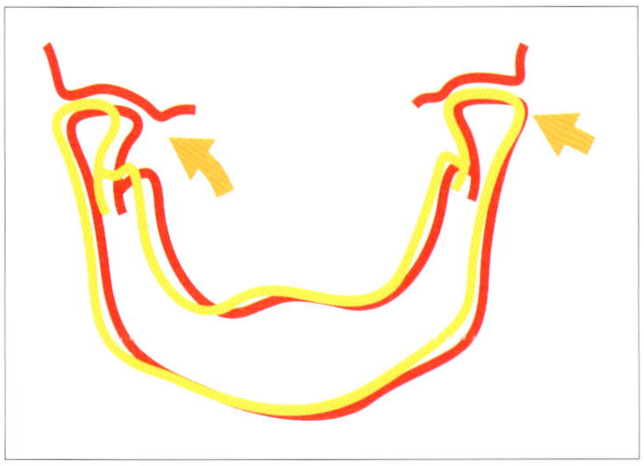

**図7e**　赤のラインがCR・生理的顆頭安定位．本症例は黄色のラインの状態に偏位していた．

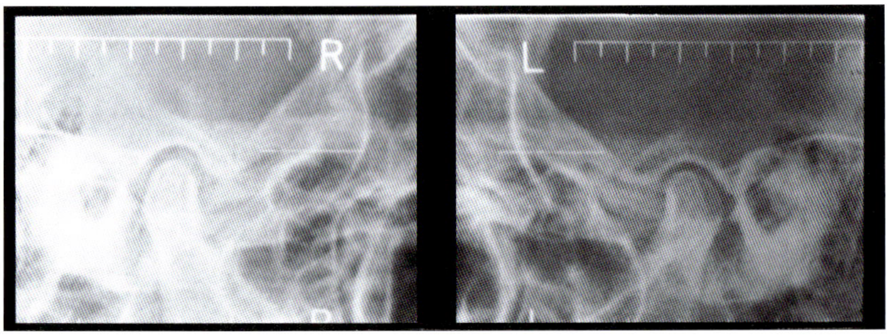

**図7f**　術後の顎関節規格写真．後方に偏位していた右側も良好になり，左右顆頭の位置もバランスがよくなっている．

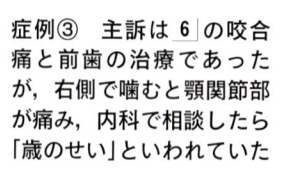

症例③　主訴は⑥の咬合痛と前歯の治療であったが，右側で噛むと顎関節部が痛み，内科で相談したら「歳のせい」といわれていた

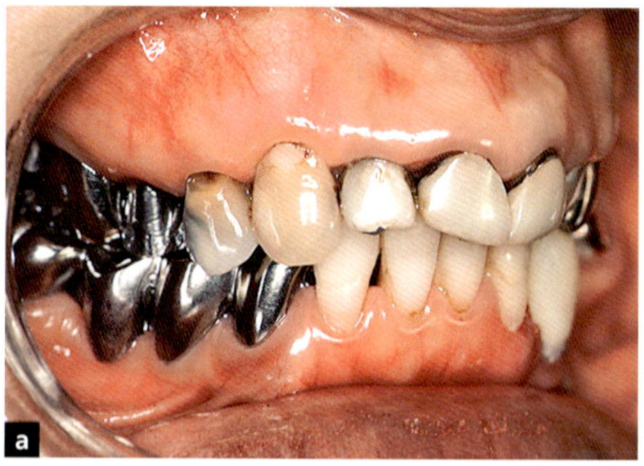

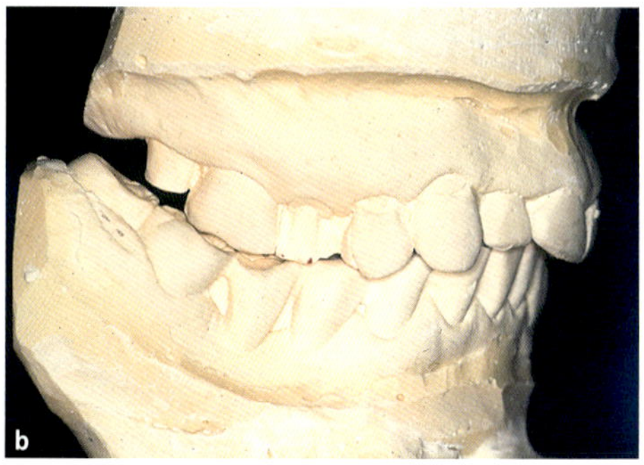

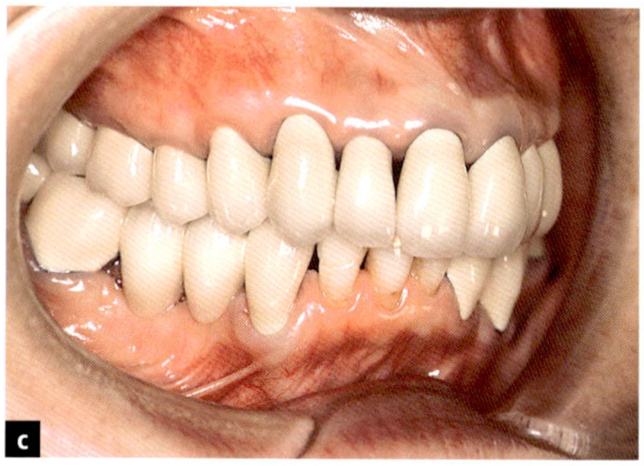

**図8a**　Angle Ⅲ級のようにみえた症例であった.

**図8b**　ICP では Angle Ⅲ級にみえた症例であったが，CR・生理的顆頭安定位で咬合器にマウントしてみると，右側は後方に，左側はやや前方に回転するように偏位していた．Angle Ⅱ級であった.

**図8c**　術後.

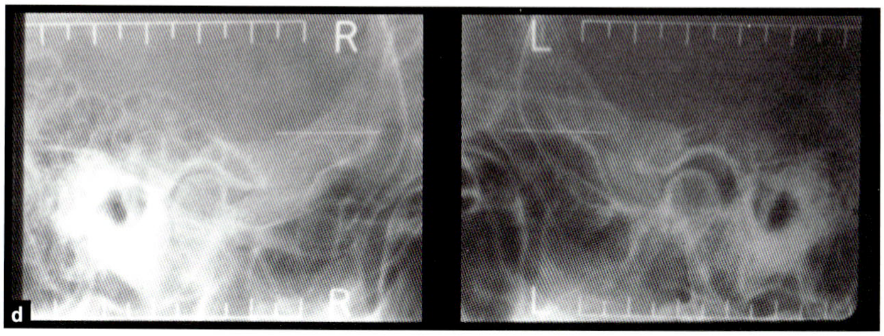

**図8d**　術前．模型診査同様に，右顆頭は後方に，左顆頭は前方に偏位していた．右側に TMD の症状があった.

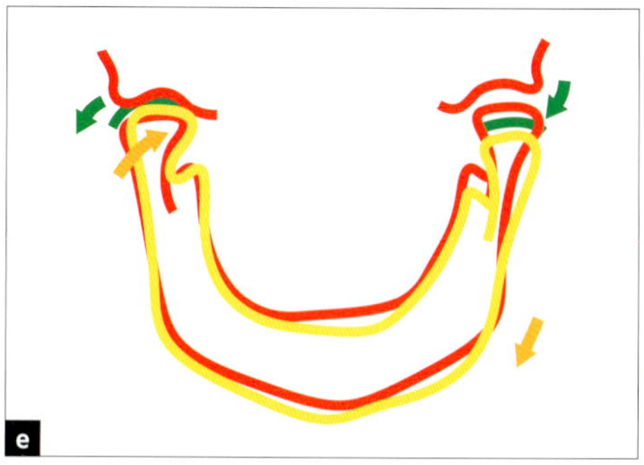

**図8d,e**　不適合補綴物や，前歯のレジンジャケットクラウンの摩耗により，下顎が捻じれをともなった前方スライドであった．CR でみると Angle Ⅱ級であった（**b**）．アンテリアガイダンス確立のため，上顎前歯の内側への矯正も必要とした.

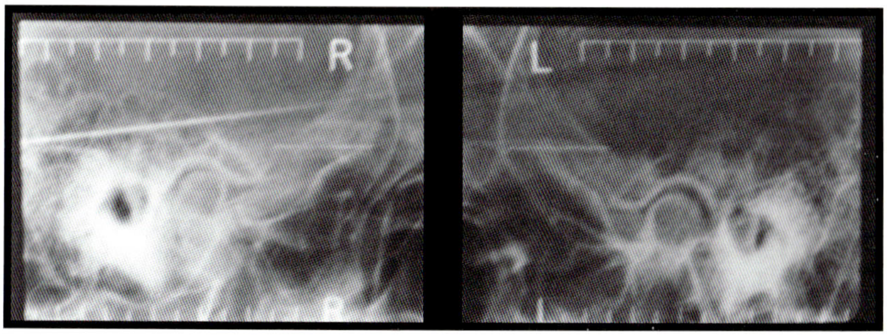

**図8f**　術後14年を経過し，TMD の再発はない.

**症例④　4～5年前より TMD の症状がたびたびあり，毎年の胃カメラの検診で時々胃潰瘍の軽い症状が見つかるのは，そのストレスのためではないかということであった**

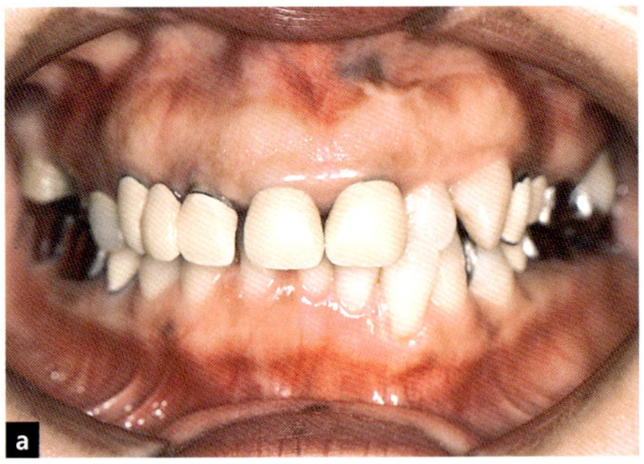

**図9a**　下顎の偏位によるセントリックスライドを受け止めていた 2 1 間が開いてきている. 3 △ 2 のブリッジの隙部も以前だんだん 3 2 間が開いてきてこのような形のブリッジとなったという既往がある.

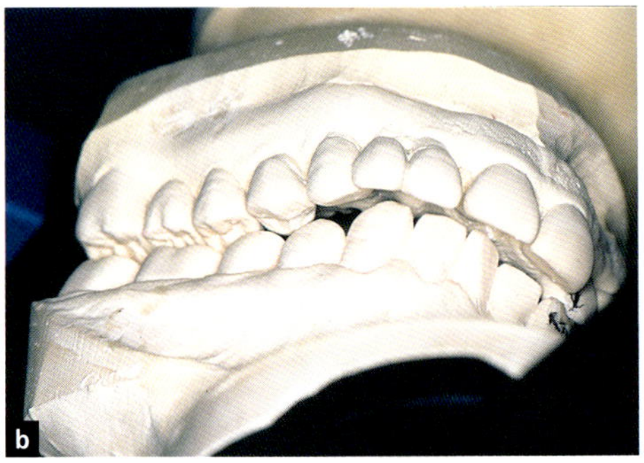

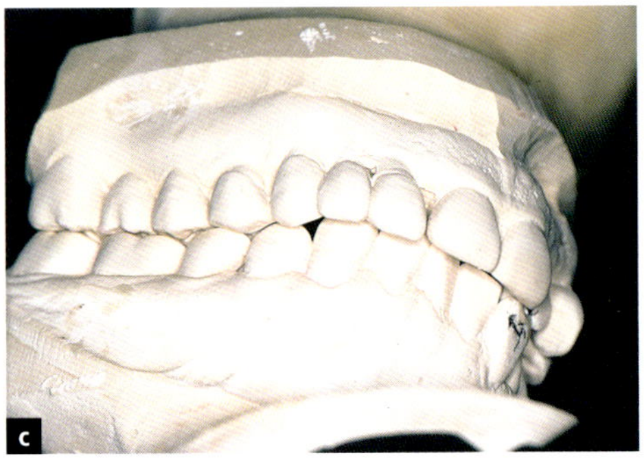

**図9b**　CR・生理的顆頭安定位でマウントした状態. ╫ に早期接触がある（**b**）. 早期接触から右側後方に偏位し，ICP となっていた（**c**）.

**図9c**　ICP の状態. 咬頭嵌合しているが，下顎は偏位した状態での嵌合である.

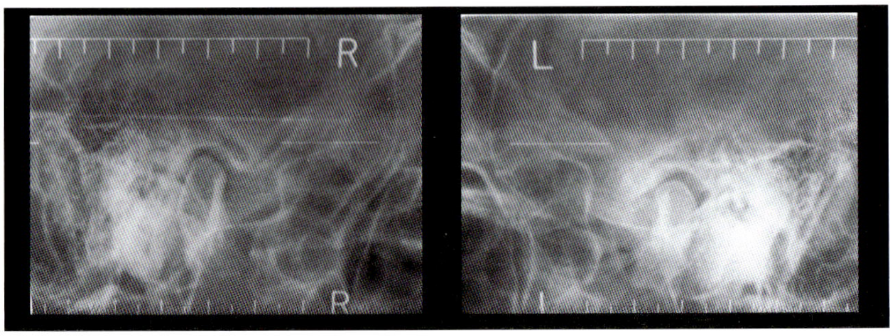

**図9d**　術前の顎関節. 側方への偏位は，側方から照射する撮影であるため，画像ではとらえにくい.

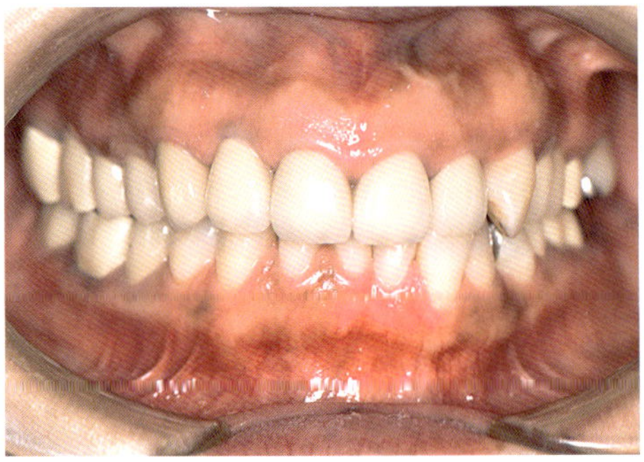

**図9e**　術後. 模型でみられる CR・生理的顆頭安定位（**b**）と ICP（**c**）のずれを，削る調整だけで解決できるであろうか？　╫ のロックの改善と，**図9b** の下顎位でのアンテリアガイダンスの確保には，矯正治療が必要であった.

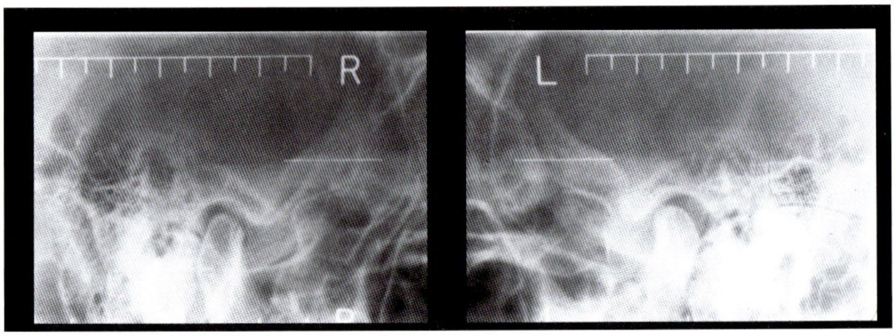

**図9f**　術後の顎関節. 術後 6 年以降来院がとだえたが，それまでの間 TMD の再発はなかった. 胃潰瘍との関連は断言できないが，たびたび出現していた TMD の不快症状がなくなり，ストレスが消失したため，本人は胃の調子がよくなった，ということであった.

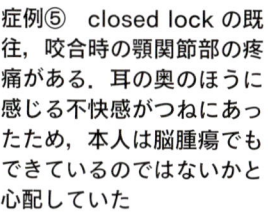

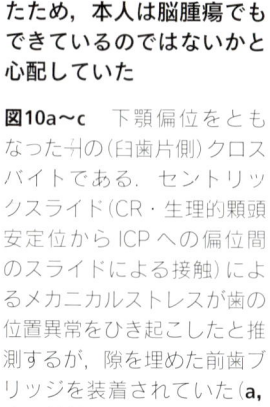

症例⑤ closed lock の既往，咬合時の顎関節部の疼痛がある．耳の奥のほうに感じる不快感がつねにあったため，本人は脳腫瘍でもできているのではないかと心配していた

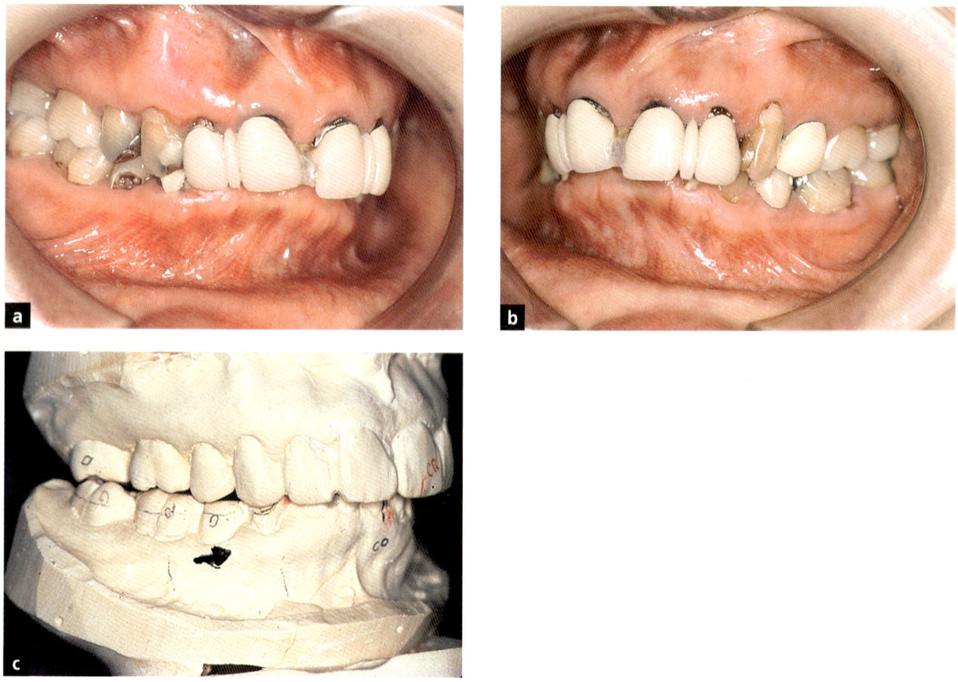

**図10a～c** 下顎偏位をともなった┤の（臼歯片側）クロスバイトである．セントリックスライド（CR・生理的顆頭安定位から ICP への偏位間のスライドによる接触）によるメカニカルストレスが歯の位置異常をひき起こしたと推測するが，隙を埋めた前歯ブリッジを装着されていた（**a, b**）．装着後 closed lock を起こし，また正中が離開してき，不快症状は消えないなど，若いころからの長きにわたる TMD の遍歴があった．

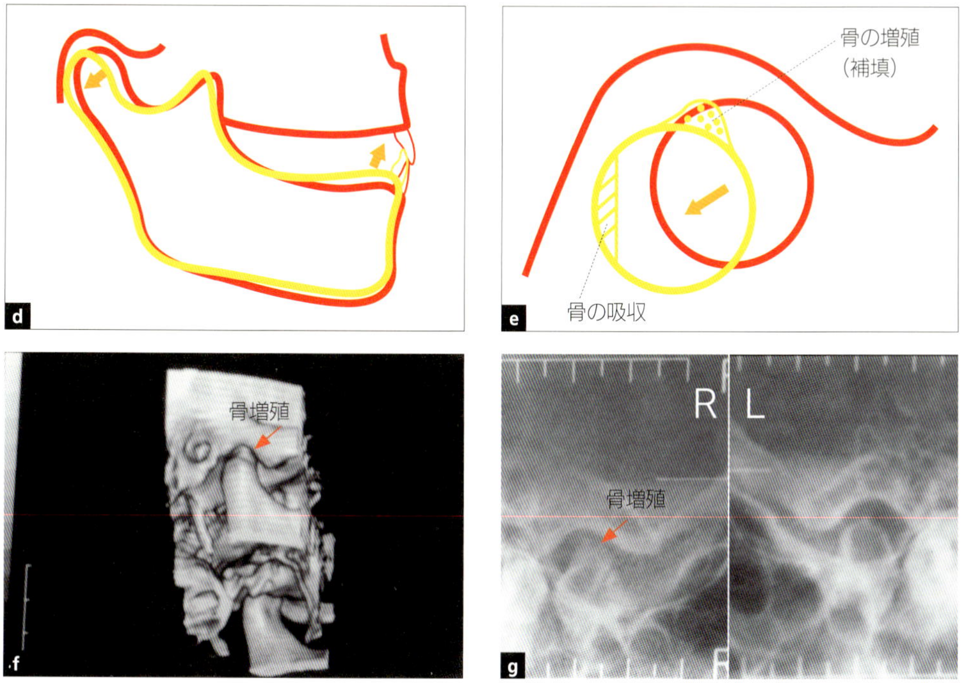

**図10d～g** 顆頭も下顎の偏位にともない osteophathy（骨増殖）が認められた（**e～g**）．この症例は，下顎の 2 mm 以上の偏位，臼歯の片側クロスバイト（下顎の捻じれ偏位を増徴していた），ディープバイト，Angle Ⅱ級2類．この問題を解決する咬合のコントロール調整は容易ではない．削る調整ではディープバイトがさらに深くなる．CR・生理的顆頭安定位で咬合するよう，矯正と補綴治療での咬合再構成を行った．

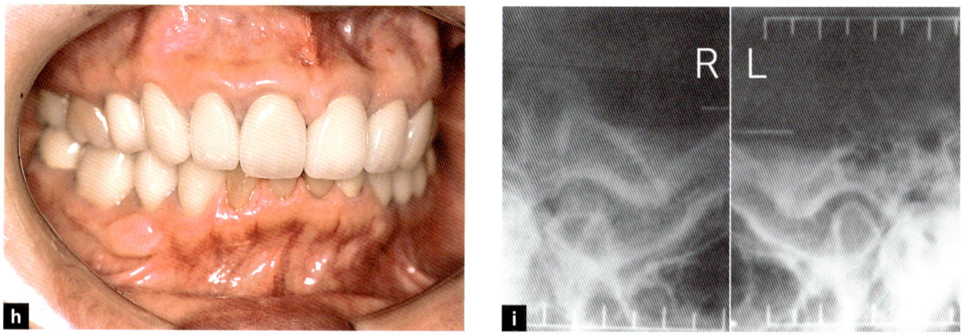

骨の増殖（補填）

骨の吸収

骨増殖

R L

骨増殖

R

**図10h, i** 術後14年を経過しているが，TMD の再発はない．

R L

080

## 多数歯の補綴治療・インプラント治療の場合

アンテリアガイダンス
の確立

適正な咬合高径で
バーティカルストップが
確立された咬合

顎関節と周囲組織の安定と
神経・筋機構が調和した
下顎位
（CR・生理的顆頭安定位）

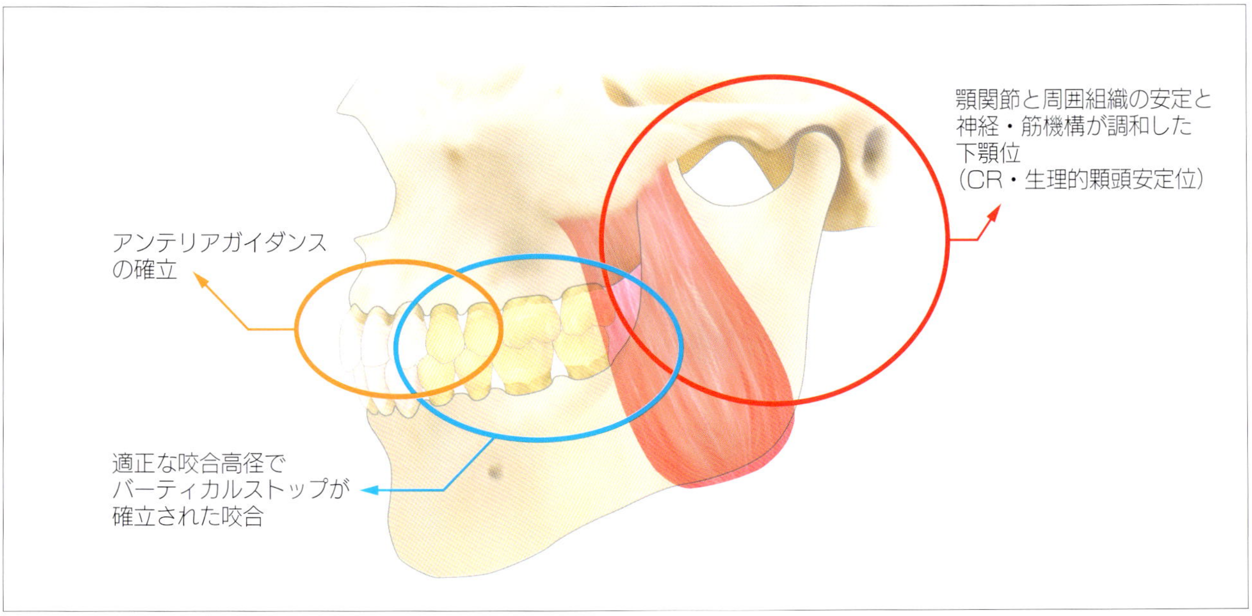

**図11** 顎口腔系が安定を保つための咬合の指標.

### 多数歯の歯冠修復治療・インプラント治療の場合

すでに第3章で提示したことを繰り返すが，**多数歯の歯冠修復治療を必要としている場合や，インプラント治療を行う場合に，TMD の症状があったり，問診表で TMD の問題の要素が多いならば，治療咬合の指標として咬合再構成を行うことが有効**である．筆者らは咬合再構成治療後の経過で，TMD 症状を再発しない症例を多く経験している．それは，add on 調整や咬合高径を歯冠修復治療でコントロールできるからであり，TMD の咬合要因の「2mm 以上の下顎の偏位」や「多数臼歯の欠損」などが改善され，他の TMD 因子が加わっても発症しないですむ生理的に安定した状態になったからであろう（**図11，図12**）．

顎口腔系が生理的に安定した機能的咬合を確立するのは歯科治療の原点である．それゆえに，**多数歯の歯冠修復治療やインプラント治療では「咬合はさわるべき」**となる．

**TMD の治療のためだけになら，生活歯や補綴治療の必要のない歯まで，あえて削合するかといえば，「まず，咬合をさわるよりは他のリスクを改善すべき」**なのである．正しい鑑別診断がなされたうえで咬合調整を行うこ

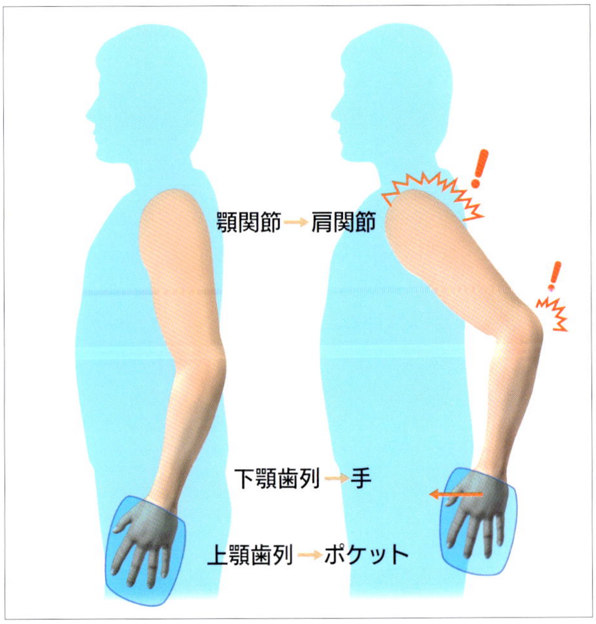

**図12** 「顎関節が肩の関節」「下顎が腕」「咬頭嵌合している歯の位置がポケット」と置き換えて考えてみよう．多少のポケットの位置のずれはそんなに腕や肩に負担はかけないが，だいぶずれた位置のポケット（＝歯の嵌合）に手を入れて長時間いたら肩（＝顎関節）や腕の筋肉（＝咀嚼筋）がだるくなるだろう．そして，手はポケットの位置を楽な位置に変えようとする．生体の構造には，生体が楽な状態を保つ位置がある．顎関節しかりである．

## 医原性 TMD の場合

表2　76ページ図6の症例で発症因子であった⌊1の咬合接触の状態が解決していたのに，症状が残っていたのは，元来図1で示す素因があったのに加えて，⌊1の歯冠修復物が高かった状態から徐々にフレアアウトして咬合接触が他の歯と同じになるまでの何か月かの長い間に，神経が「塑性変化」を起こしたためと考えられる.

| 神経の弾性変化<br>(neuro-elastic change) | 神経系は，刺激が加わると信号が発せられ感知し，刺激が去った後は前の状態に戻る. |
| --- | --- |
| 神経の（可塑）塑性変化<br>(neuro-plastic change) | 疼痛などの刺激が長く持続すると，中枢神経系での知覚のしかたが徐々に変化する．この刺激が取り除かれた後でも，中枢でのプロセスが変わったため，そのまま疼痛が続いたり，わずかな刺激でも同様の疼痛が起こる. |

とも稀にはあるが，できれば多因子のなかで他の要因から改善することが望ましい.

### 医原性の TMD の場合

　とはいえ，1本の歯の歯冠修復治療をした後に TMD を発症したという患者が来院した症例もある.⌊1の歯冠修復物が装着当時に高いと感じていたということであった．1年以上経過していたために神経が塑性変化

（表2）[13]を起こしたと考えられ，TMD は慢性化していた.診査の結果，TMD を発症しやすい素因はもっていた患者であったが，歯科医師の不備で TMD の誘発因子をつくっては悲しいかぎりである．そのようなことがないよう，歯科治療の原点である生理的機能咬合を理解しておく必要がある．歯冠修復後に違和感を訴えている場合は，患者の訴えに真摯に耳を傾け，早期に解決するよう当然調整すべきである.

#### 参考文献

1．Lund JP, Lavigne GJ, Dubner R, Sessle B. Orofacial pain. Chicago：Qintessence, 2001.

2．Carlsson GE. What is new regarding etiology：diagnosis and treatment of TMD? 2010年，日本国際歯科大会での講演より.

3．McNeil C・監修，和田浩，井川雅子・著．TMD を知る．東京：クインテッセンス出版，1997.

4．American Academy of Dental Research. AADR TMD policy statement revision approved by AADR Council 3/3/2010.

5．鈴木尚の本音インタビュー：顎関節症，口腔外科からのアプローチ．ゲスト木野孔司．日本顎咬合学会誌　咬み合わせの科学 2001；22（1）：30‐47.

6．今井俊広，今井真弓．臨床咬合補綴治療．東京：クインテッセンス出版，2009.

7．McNeill C. Science and practice of occlusion. Chicago：Quintessence 1997.

8．桑田正博，茂野啓示．実践咬合調整テクニック．医歯薬出版：歯界展望別冊，2009.

9．木野孔司．歯列接触癖(TCH)と顎関節症．日本歯科医師会雑誌 2011；64（1）：4.

10．Jensen R, Olensen J. Initiating mechanisms of experimentally induced tension-type headache. Cephalalgia 1996；16（3）：175‐182, discussion 138‐139.

11．Bailey DR. Tension headache and bruxism in the sleep disorder patient. J Craniomandibular Practice 1990；8：174‐182.

12．Reny de Leeuw・編，杉崎正志，今村佳樹・監訳．口腔顔面痛の最新ガイドライン．東京：クインテッセンス出版，2009.

13．Heir GM, 中沢勝宏, 庄司喜信, 和嶋浩一. 座談会　Orofacial Pain の時代：顎関節症の具体的治療法を探る．the Quintessence 2001；20（2）：64‐79.

14．飯塚哲夫．顎機能不全症への総合的アプローチ．東京：クインテッセンス出版，1986.

# 第5章

## 咬合感覚違和感・異常（症）と咬合

## 5-1 咬合違和感・咬合感覚異常(症)

　開業医の日常臨床で，咬合違和感を訴えて来院する患者に遭遇する頻度は少ないかもしれないが，近年は増加傾向にあるといわれる．重症となると，非可逆的処置はできる限りさけ，薬物療法や心身医学的な治療を選択しなければ，治療が困難となる．中枢レベルでの感覚が過敏になっているからである．

　しかし，その発症のきっかけを調べた文献をみると(**図1**)[1]，歯冠修復治療や咬合治療など，いずれも歯科処置後であったという．また，咬合違和感の治療結果として，改善がみられたのは43.6%であったが，56.4%は変化がなく，咬合治療や理学療法では対応できない咬合違和感の存在を確認したと報告していた[1]．このような症例では，**高次中枢の安定化を図るために第一選択は薬物療法**であるが，使用する薬物は，抗うつ剤・抗てんかん薬・抗精神病薬など，われわれ開業医の投薬可能範囲を超えてくる．「歯科治療で発症した咬合違和感だから，歯科治療で治せる」という，これまでの歯科医学の通説では対処できない事態もあることを，歯科医師は潔く認める必要がある．専門の医療機関に紹介すべきかどうかの判

### 咬合感覚異常(症)

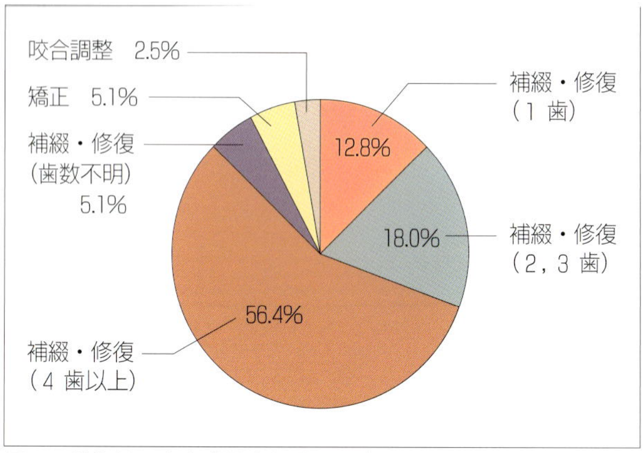

**図1**　難治性の咬合感覚違和感を発症する契機をみると，ほとんどが歯科治療後に発症している．＊参考文献1より引用・改変

断を下すのは歯科医師であり，患者をなるべくすみやかに，快適な状態に戻すことを優先しなければならない．

---

## 5-2 咬合感覚異常(症)の特徴

　「咬合感覚異常(症)」の患者には下記にあげる特徴のいくつかが認められる[2]．

❶歯科治療後の咬合の微妙な変化による顎の動きの変化を受け入れられない．

❷正常な咬合感覚をまちがって認識したり，過度に認識したりする．

❸必ずしも咬合を変化させなくても発症する．

❹咬合を治すと身体症状も改善すると信じている．

❺ドクターショッピングを繰り返し，心理的・社会的損失を受けている．

❻頻繁に自分の咬合や顎位のチェックを行っている．

❼他覚的にみて咬合に異常がない場合でも，自分の咬合は異常であるとこだわっている．

❽新たな歯科医院を受診するとき，過去の治療物，長い手紙，自分で描いた絵を持参する．

❾自分から精神科を受診することはなく，歯科医師が受診を勧めても精神科は受診しない．

### 重度の咬合感覚異常症例(図2 a〜n)

　主訴は，かめないので何とかしてほしい．７年も苦労しているとのこと．患者は76歳の男性．当医院に来院するまで７軒の歯科医院を転々としていた(**図2 g**)．

## 重度症例

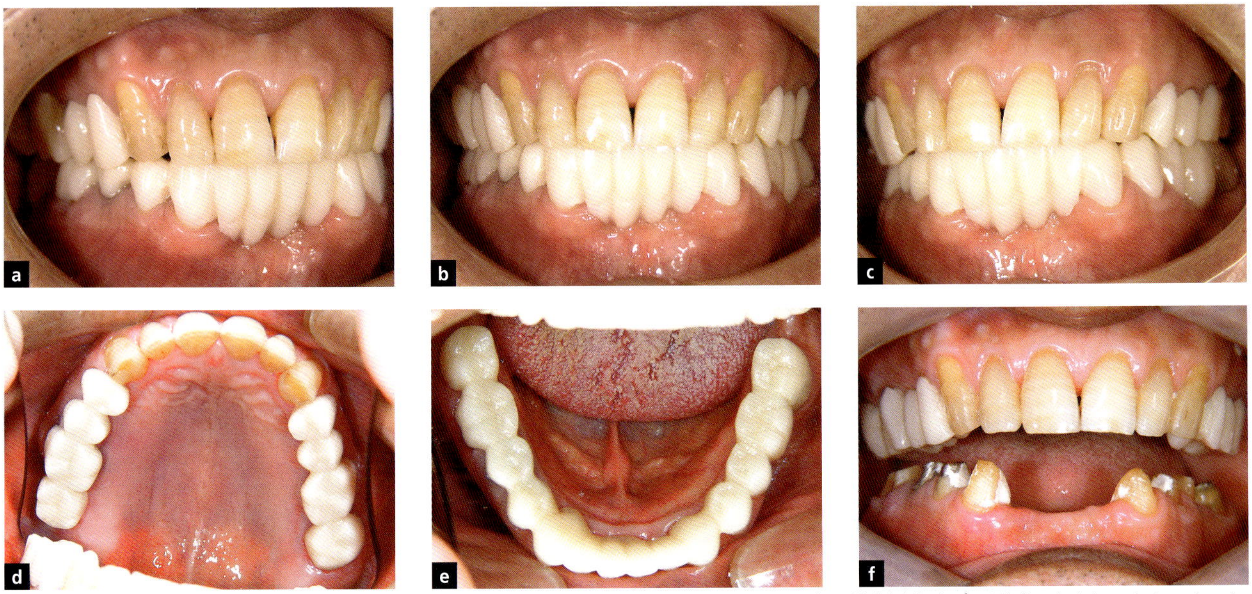

図2a〜f　初診時の口腔内．患者は75歳，男性．主訴はかめないので何とかしてほしい．上顎前歯以外はプロビジョナルレストレーションになっていた．下顎のプロビジョナルレストレーションの仮着材がとれていて，オーバーデンチャーのように自分で出し入れしていた．

7年前くらいに A 歯科医院 にて義歯がいやでブリッジを装着．
それが高くて頭痛が起きる．その医院では削ってくれなかったので転院．
↓
B 歯科医院 で2年くらい通って P 処置と「5か所（5ブロック）を仮歯にした」という．
それから調子悪く
↓
栄養失調，入院，口内炎
↓
再度 B 歯科医院へ通院，やはりだめだった
↓
C 歯科医院 へ転院
低いからと左を高くした（1年半通院）
↓
食べられなくて入院

→ D 歯科医院 へ転院
右を高くしてもらって少しよくなったが，前歯がすいてきた．「咬めるようにしてあげると前歯を出されて，下前歯が出っ歯になった．そのため舌の行き場がなくなり口内炎になった」とのこと．
↓
E 歯科医院 へ転院
新しい仮歯？で右が低くなって頭まで痛くなった．右のどこもかしこも痛くなった
↓
F 歯科医院 で医大を勧められたが，時間外で受診できなかった
↓
G 歯科医院 でまた新しい仮歯にした．
↓
胃潰瘍で入院
↓
当医院に受診

図2g　7年の間に7軒の歯科医院を転々としていた．

下顎前歯のブリッジを装着してから違和感が出現している．ほとんどの先生方が一生懸命治療してくださったことは患者も認めていた．しかし，調子が悪いという．問診の時点から咬合感覚異常の特徴の多くを認め（**図2h, i**）すぐに大学病院の口腔外科へ紹介しようとした．しかし，患者が納得しない．7軒の歯科医院を転々するときに「まるなげされた」「相手にしてくれなかった」「精神的

におかしいと思われた」と感じた医院もあったという不満も話していた．

問題点を明確にして，感覚の回路が過敏になっていることを納得してもらうことにした．顎機能不全問診表では，問題は「顎または歯の痛み」だけであり（**図2k**），さらにその項目を問診したところ，顎関節の痛みではなく咬めないという違和感であった．歯の痛みというのはプ

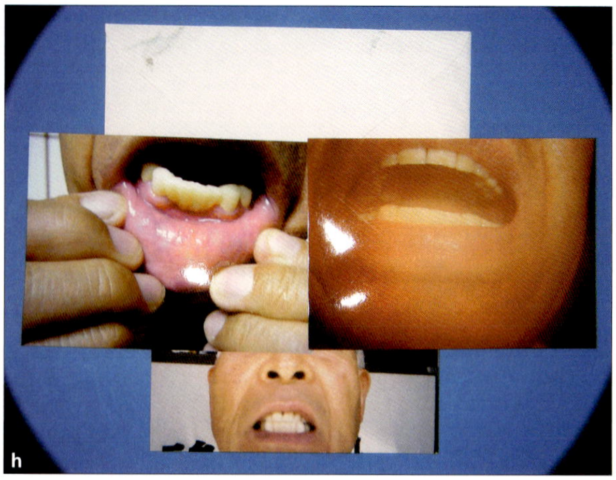

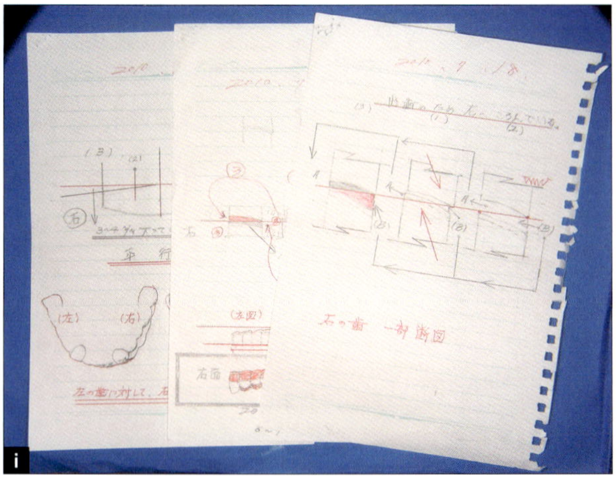

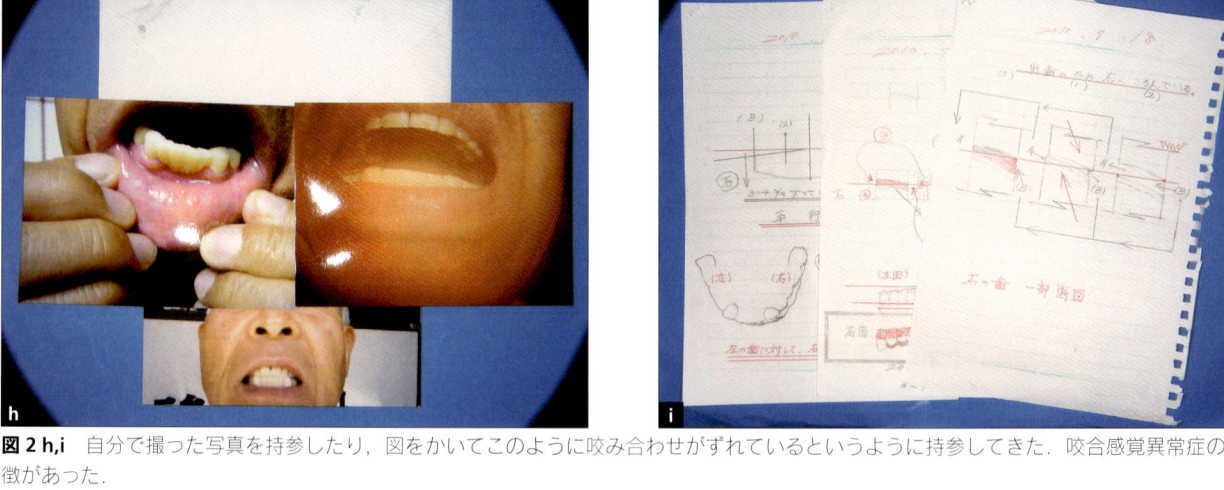

**図 2 h,i** 自分で撮った写真を持参したり，図をかいてこのように咬み合わせがずれているというように持参してきた．咬合感覚異常症の特徴があった．

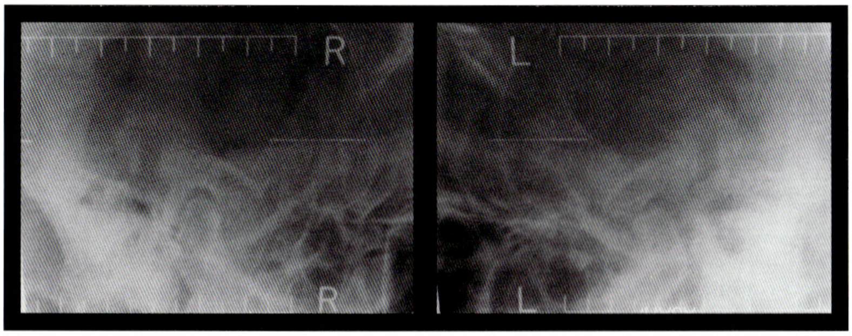

**図 2 j** 顆頭の位置は，とくに問題がないようであった．

ロビジョナルレストレーションのマージンの問題による歯肉の炎症であった．また，食いしばりによる負荷も考えられたため（咬合高径が高すぎる可能性もみられたため），食いしばらないよう歯の接触癖[1, 3]（tooth contacting habit：以下，TCH）の認知行動療法も行った．下顎位の診査でも大きな偏位は認められなかった（**図 2 l, m**）．患者の希望の一部（咬合を大きく変えない．もとの状態に戻れるような修正にする）を聞き入れ，修正する．そのときは「いい感じ」とお帰りになるが，「感覚の受容回路が過敏になっているので，そのときは良いような気がしても，多分また戻ります」と，また問題が生じる可能性も伝えた．何度か繰り返し（**図 2 n,o**），当医院では感覚回路をリセットする薬は出せないので口腔外科へと伝えていたため，本人も納得して専門医への受診を受け入れた．

中枢性の問題が悪化すると，「歯科治療で発症した咬合違和感だから，歯科治療で治せる」とは容易にいかないことがある．**一般開業の臨床医では対処が困難である場合，専門医へ紹介し，患者をなるべくすみやかに，快適な状態に戻すことを優先しなければならない．**

**図 2 k** 顎機能不全問診表で問題はあまり見られなかった．

**紹介までの治療経過（専門医へ紹介までに当院で行った治療経過）**

◆「ご希望のところを調整してもたぶん感覚受容サイクルが過敏になっていますので，快適にはならないと思います」と説明しておく．＊話を聞いて（**図2g**）説明に1時間

◆下顎のプロビジョナルレストレーション（全歯連結されていた）が脱離していたので，仮着．＊咬合診断資料どりに1時間

↓
✕

◆次回来院時，下顎のプロビジョナルレストレーションを自分ではずしていた．＊話を聞いて30分

◆問診表・模型診査の結果から，さらに説明．＊30分

↓

◆下顎の偏位はあまり大きくない．<u>7 6</u>|の干渉部位を削合すると，ほぼ是正される程度であった（**図2 l, m**）．

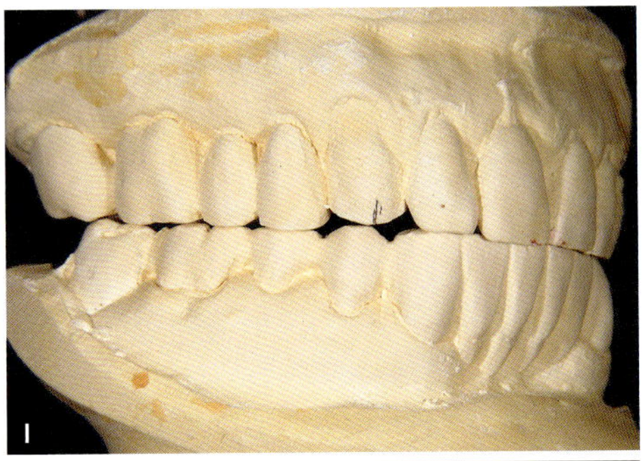

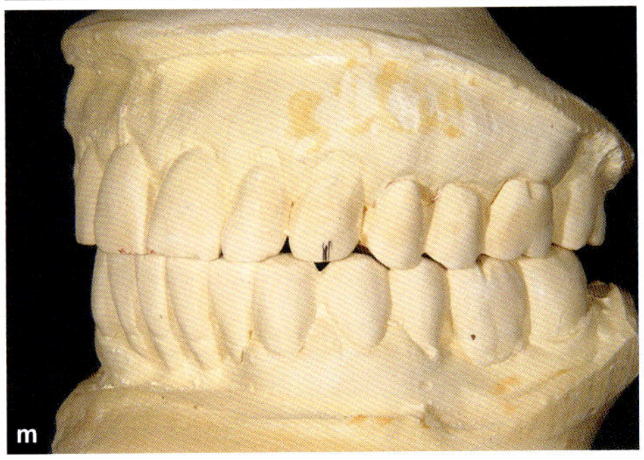

↓

◆プロビジョナルレストレーションが連結されていて圧迫感があるということで，<u>4 3|3 4</u>間を切断し，3ブロックとして仮着．「いい感じ」とお帰りになる．＊話を聞いて処置，1時間

↓
✕

◆<u>7 6</u>|のマージン部の歯肉が痛いということで，クラウンを除去（**図2 n**）．＊話を聞き，いちばん気になるところを処置，1時間

◆模型診査でも<u>7 6</u>|に干渉があったため，除去したままとした（これでだめなら，除去したのを入れれば，元の状態にもどせる）．「いい感じかも……」とお帰りになる．

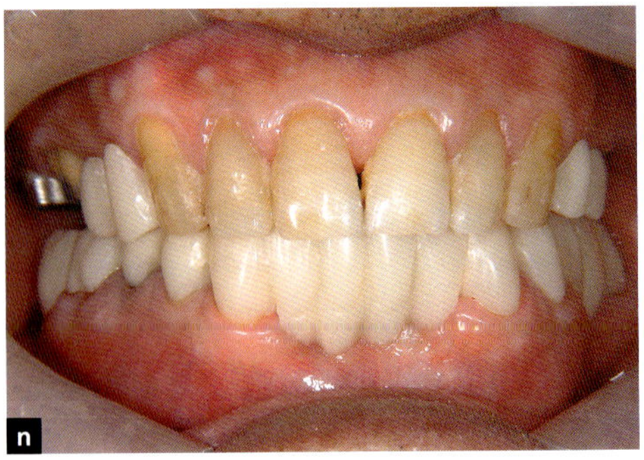

↓
✕

◆「<u>3</u>|が当たっていなくてしっかりしない」というので，<u>4</u>|にレジンを盛る（**図2 o**）．そのときは「今度はいい感じ」と……．＊話を聞いて，いちばん気になるところの処置，1時間

↓
✕

◆良いほうに向っていても感覚受容器が過敏になっていて受け入れない．

◆「開業医では受容サイクルを鎮静させる薬はだせないので」と，専門医の受診を納得していただいた．＊説明などに30分

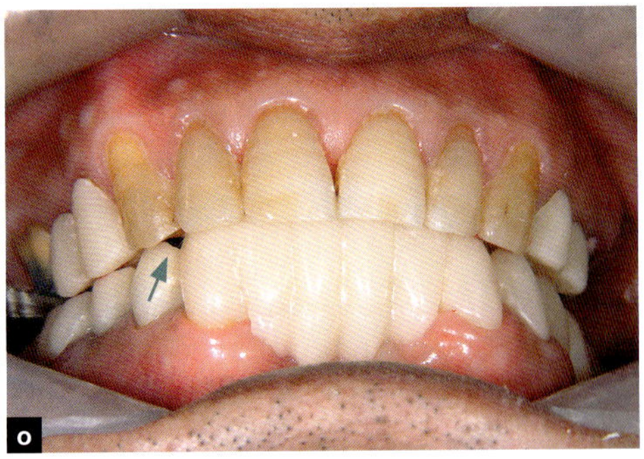

## 5-3 咬合感覚異常(症)の発症メカニズム

咬合接触による感覚の受容野の閾値の低下と，神経の塑性変化を起こす原因のメカニズムとして，仮説ではあるが，筆者らは参考としているメカニズムがある(**図3**)[4]．また近年は，歯科治療などを行わなくても，咬合感覚異常症は発症することも認められている．そのような場合，精神的ストレスやパラファンクション，TCHが影響していると考えられる．初期であったり，軽度であれば，TCHの改善や認知行動療法で改善することが多い．

### 軽度症例(図4 a～e)

主訴は舌痛と咬合違和感．**図4**では，舌痛症の発症時に口腔内は何の変化もなかった．それを咬合や歯に原因があるととらえることにより，削合することでより悪化

したと推測される．補綴物の歯冠形態が小さくなっていても，なお舌に当たり，咬み合わせも変わった気がすると訴えていた．発症以前の口腔内に変化がなかったのであるから，何らかの原因で習慣・習癖の頻度が増し，クレンチングにより舌が圧迫され，舌痛症を起こしたのではないかと考えられた．舌側に潰瘍などがなければ，日中のTCHの注意など認知行動療法により改善されるかを確認することも必要ではなかったかと思われる．

さわる前に，さわるべき症例か否かを踏みとどまって考えることが必要である．さわってしまうことで，術者も患者も泥沼に入り込むことがある．さわらずに患者が楽になれば，術者にとってこんなに喜ばしいことはない．

### 咬合感覚異常症の発症メカニズム

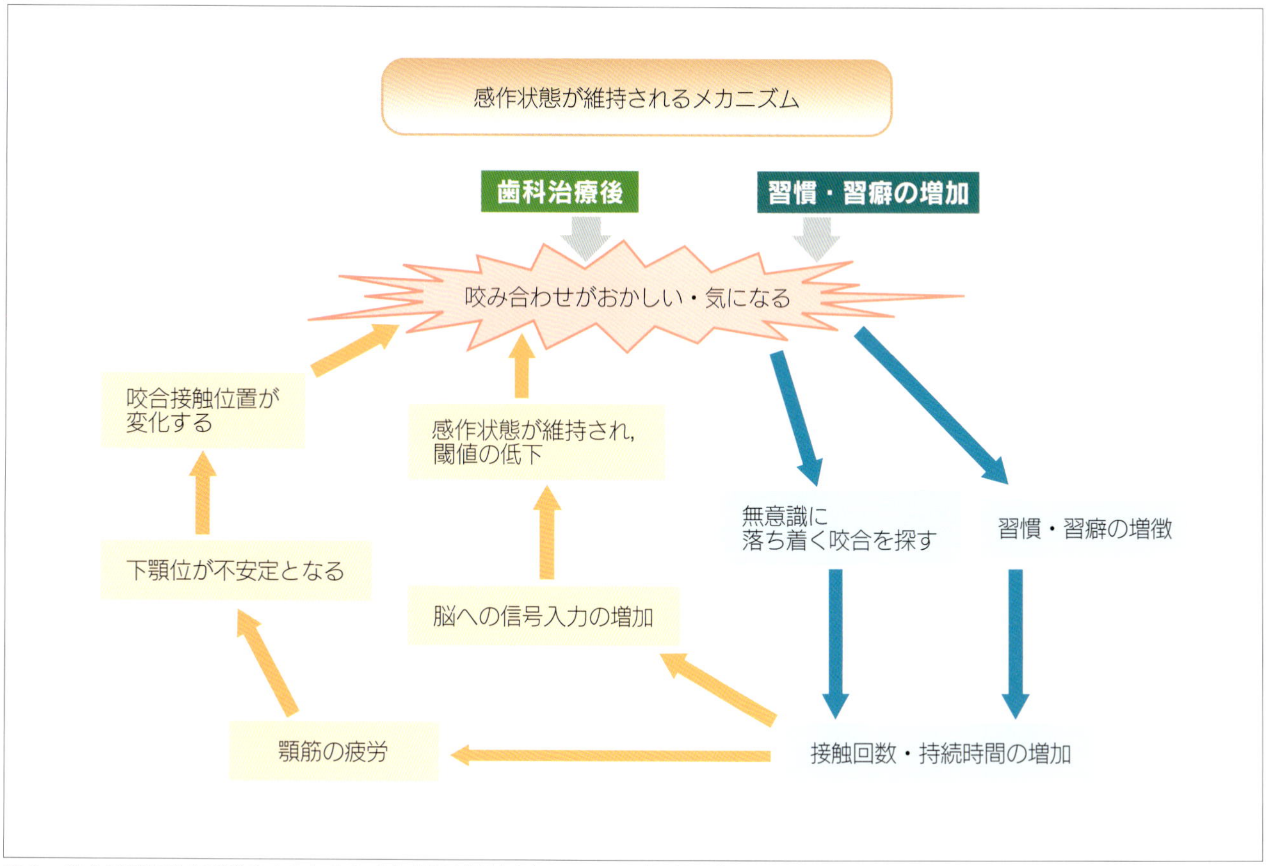

**図3** 咬合感覚異常症が発症するときの感作状態が維持されるメカニズム(仮説)．＊参考文献3から引用・改変

## 軽度症例

2010年6月当医院に来院の既往があった．2011年初め舌痛のため総合病院を受診．そこの歯科で「当たるところを削られた」とのこと．「それでも舌の痛みは消えず行くたびに何度も削られ，ついにはしみてきて……」と抜髄となった．その後クラウンとなり，以前より舌側は小さくしてあるのに，やはり舌の痛みは変わらない．

舌痕があり，TCH，くいしばりの可能性を認めた．認知行動療法の指導を行った．半年間症状が継続していたため，症状がすぐに消失しなくても，次回来院時にだいぶよくなったことで安心感が得られた．緑内障のため，精神安定剤など眼圧を上げる副作用のある薬は服用できない．専門医を受診しても投薬は受けられない．患者自身が「何かに集中しているときは感じない」と，自ら感覚受容器の過敏症と認識し，認知行動療法（**図5**）を受け入れた．咬合はさわっていないが，「ちゃんとかんでいない気がする」という主訴も改善している．「6が気になり無意識に舌で舐めていたようで，その舌癖を認識しての成果であった．

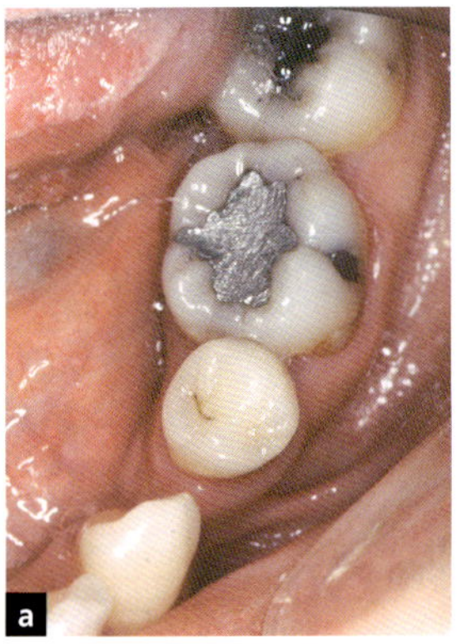

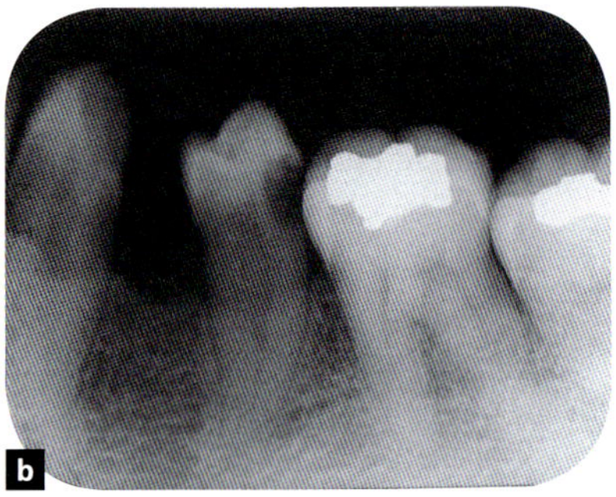

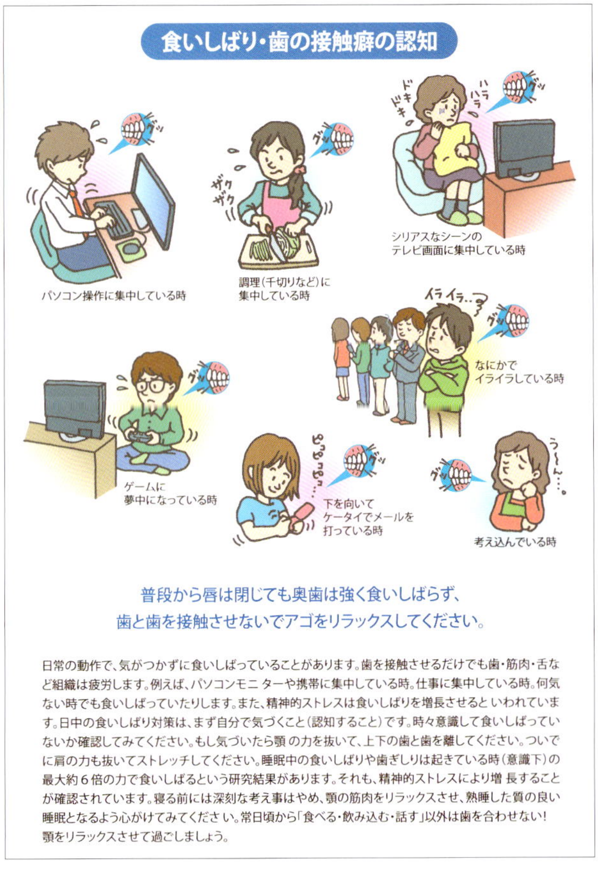

**図4 a, b** 2010年6月初診時．患者は50歳，女性．処置したのは「5のう蝕のみ．

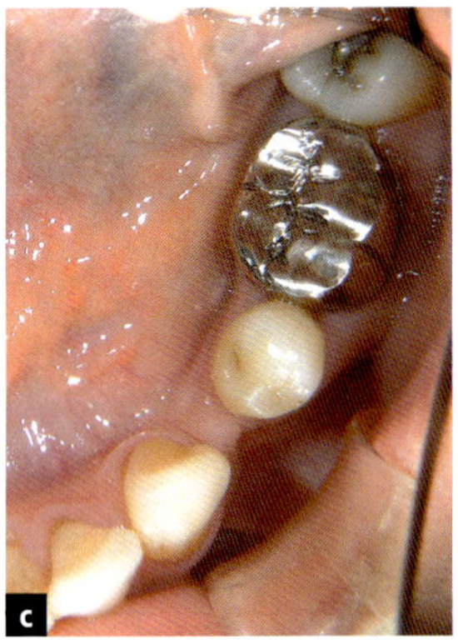

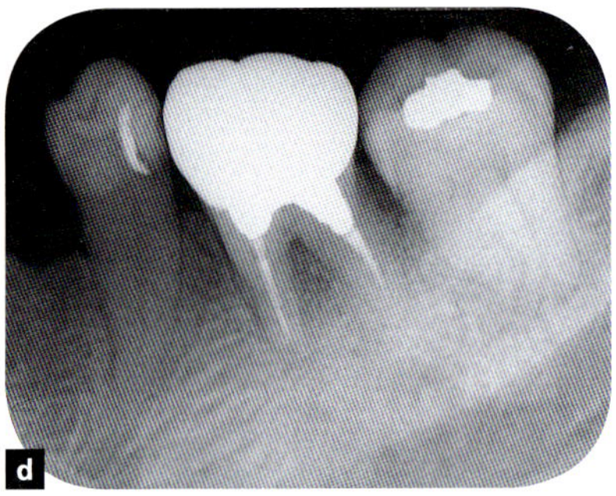

**図4 c, d** 2011年4月，再初診．舌痛と咬合違和感で「ちゃんとかんでいない気がする」と来院．昨年生活歯であった「6が抜髄となりクラウンとなっていた．クラウンの咬合接触はあった．

**図5** くいしばり・歯の接触癖の認知行動療法のリーフレット．

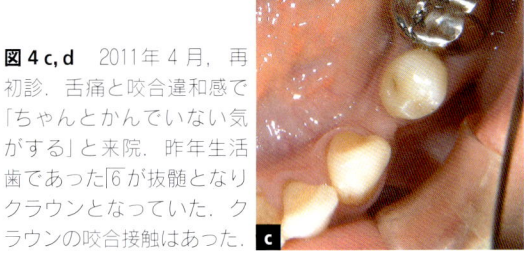

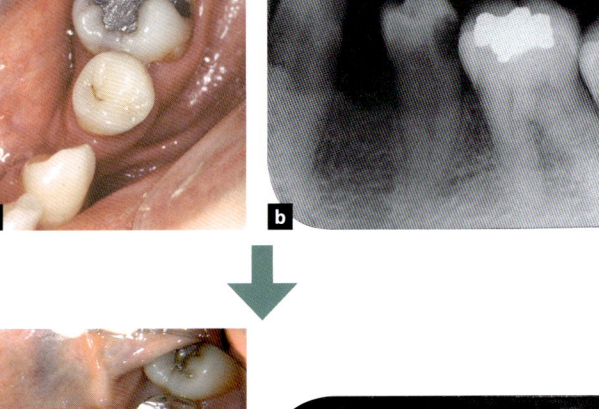

### 食いしばり・歯の接触癖の認知

パソコン操作に集中している時

調理（千切りなど）に集中している時

シリアスなシーンのテレビ画面に集中している時

ゲームに夢中になっている時

なにかでイライラしている時

下を向いてケータイでメールを打っている時

考え込んでいる時

普段から唇は閉じても奥歯は強く食いしばらず、
歯と歯を接触させないでアゴをリラックスしてください。

日常の動作で、気がつかずに食いしばっていることがあります。歯を接触させるだけでも歯・筋肉・舌など組織は疲労します。例えば、パソコンモニターや携帯に集中している時、仕事に集中している時、何気ない時でも食いしばったりします。また、精神的ストレスは食いしばりを増長させるといわれています。日中の食いしばり対策は、まず自分で気づくこと（認知すること）です。時々意識して食いしばっていないか確認してみてください。もし気づいたら顎の力を抜いて、上下の歯を離してください。ついでに肩の力も抜いてストレッチしてください。睡眠中の食いしばりや歯ぎしりは起きている時（意識下）の最大約6倍の力で食いしばるという研究結果があります。それも、精神的ストレスにより増長することが確認されています。寝る前には深刻な考え事はやめ、顎の筋肉をリラックスさせ、熟睡した質の良い睡眠となるよう心がけてみてください。常日頃から「食べる・飲み込む・話す」以外は歯を合わせない！顎をリラックスさせて過ごしましょう。

## 5-4 咬合感覚異常(症)の患者への説明

　重症となった咬合感覚異常(症)の患者への説明として大切なことは,

①かみ合わせを治すことより先に,過敏になった感覚回路をもとに戻すことが優先.

②現在の状態は,かむことの感覚回路(神経とはいわない)が過敏化しているため,ちょっとの変化にも違和感を感じてしまう.そのため,治療で咬合を良い方向に変えようとしても,また,良い方向に変わっているとしても,変化自体を違和感と感じてしまう可能性がある.

③上記の解決のためには,過敏を鎮静させる薬が必要であるが,歯科の開業医では処方できないため,専門医に相談することを勧める(できれば,心療内科よりも,咬合感覚異常(症)を扱っている口腔外科や,リエゾン外来

のある歯科大の大学病院などの受診を勧めることのほうが,患者も受け入れやすいと考えられる).

　これらのことを,繊細な気配りで伝える必要がある.とくに,神経的なもの,精神的なもの,気のせい,といった言葉は使わない.日常臨床で,咬合感覚異常(症)の患者に遭遇することは,稀かもしれない.しかし,ストレス社会といわれる近年,増加傾向にある.できれば咬合感覚異常を軽度のうちに気づき,認知行動療法などで対処できれば望ましい.また,自分の行った治療によって,咬合感覚異常(症)を誘発しないような,臨床的配慮も必要であると考えられる.

#### 参考文献
1．山口泰彦,三上紗季.顎関節治療部門における「咬合異常感」.歯界展望 2011;117(1):138-139.
2．渋谷智明.これまでに咬合の違和感はどう捉えられてきたか.歯界展望 2011;117(1):134-135.
3．木野孔司,渋谷寿久,佐藤文明,石川髙行,羽毛田匡,西山　暁,齋藤　博.特集　生活習慣病としての顎関節症のマネジメント.歯界展望 2011;117(3):409-436.
4．木野孔司.咬合違和感をめぐる仮説の提示.歯界展望　2011;117(1):146-147.

# エピローグ

筆者らの診療施設は、山あり海ありという自然豊かな農村地域の中心部にある。されど人口減少と高齢化の波から逃れることはできず、2006年の厚生労働省の調査から、「よりによって」、なかでも「多くストレスがある」を合わせると65%ものストレスありと答えているという結果が発表された。なかでも50代の農業系のストレス、精神的なストレスは他の年代から類推できる値である。また、ストレス対処は他者の協力を仰ぐよりも、回避行動をしてブランクをつくり抜き出す可能性がある。ブランクとは回忌、神仏への参拝、旅行、飲酒、喫煙、趣味・娯楽などなど、様々な方向性が考えられる。一方、わかれは医師は、働いている連携機関を主に沢循するが、運営のメンバーは周名を統括してしまいがちである。

「医名診療というしかないかもしれない。」筆者ら「ある医名」、さらには「医名治療は患者を含めるのではない」ことを重要視してきた実動がある。さらに日常的な検査の詳細については「臨床医学各種総合診療」を手にとってほしい。本書が新しい医療も医師への医名診療の道しるべの一端となっていることを願っている。

# さくいん

## 英数字

AAOP **62**

add on adjusutment **15**

add on 調整 **15**

American academy of orofacial pain **62**

centric relation **8**

closed lock **71**

condylar position indicator **39**

CPI **39**

CR・生理的顆頭安定位 **8, 9**

ICP **8**

intercuspal position **8**

occlusal examination chart **42**

permissive range **63**

physiological occlusion **34**

TCH **12**

temporomandibular disorder **62**

TMD **35, 62, 75**

TMD の認知行動療法 **65**

tooth contacting habit **12**

## あ

アクアライザー **50, 57**

アブフラクション **15**

アンテリアグループファンクション **23**

ウォッシュアウト **40**

オーバーレイ **71, 72**

オクルーザルインジケーターワックス **25**

## か

開口障害 **71**

下顎の偏位 **8, 75**

顎関節規格写真 **43**

顎関節構造 **9**

顎機能不全症質問表 **42**

顆頭位指示表 **39**

楔状欠損 **15, 20**

筋活動とストレス **14**

くいしばり・歯の接触癖の認知行動療法 **89**

クリッキング **9, 42**

グループファンクションドオクルージョン **17**

クレンチング **12**

クロスマウントプロシージャー **40**

犬歯誘導 **17, 40**

咬合感覚違常（症） **84**

## さ

最大咬頭嵌合位 **8, 34**

歯牙接触癖 **12**

習慣・習癖 **63**

習慣性咬合位 **8**

神経の塑性変化 **82**

神経の弾性変化 **82**

スプリント療法 **69**

生理的機能 **12**

生理的咬合 **10, 34**

舌痛 **89**

セントリックスライド **15**

## た

多因子疾患 **62**

知覚過敏 **15, 20**

知覚過敏の認知行動療法 **25**

知覚過敏問診表 **23**

中心位 **8**

中心位・生理的顆頭安定位 **8, 9**

頭位 **22**

## な

ナイトガード **17**

認知行動療法 **18**

## は

歯ぎしり **12**

歯の摩耗 **15**

パラファンクション **12**

被圧変位 **36, 37**

非生理的機能 **12**

非生理的咬合 **10**

プラークコントロール **54, 55**

ブラキシズム **12**

プロビジョナルレストレーション **45**

## ま

メカニカルストレス **12, 20, 34**

モチベーション **54, 56**

盛り足す咬合調整 **15**

早期接触 **34**

# APPENDIX

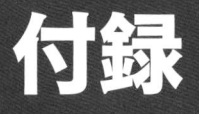

# 付録

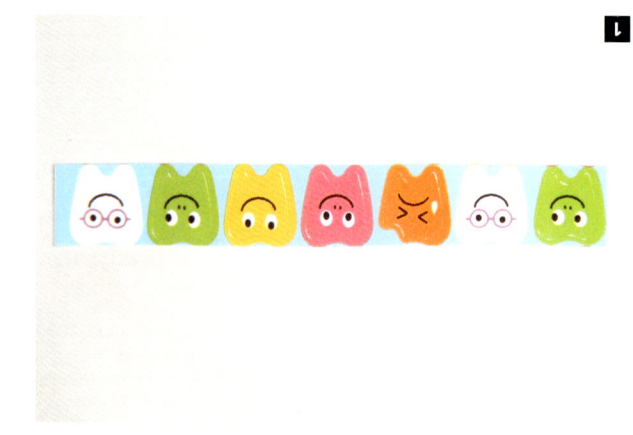

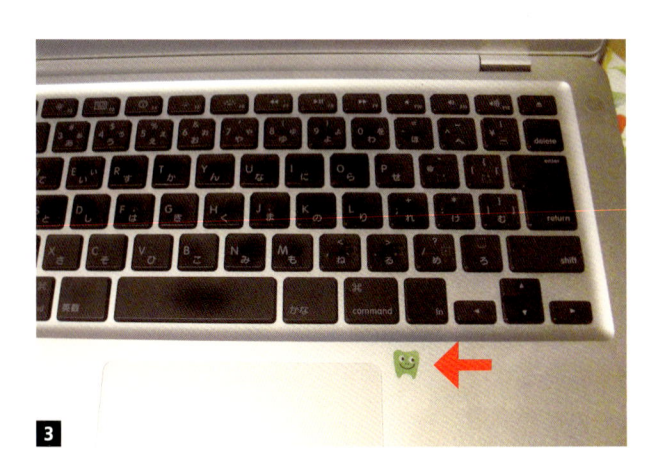

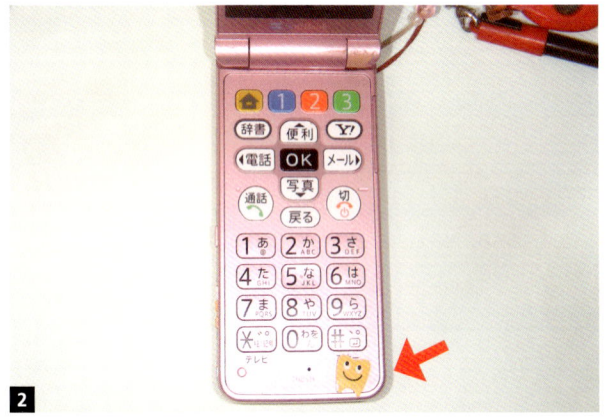

## 付録　認知行動療法のためのシールとパンフレットの使い方

　筆者らの医院では，「食いしばり」「歯の接触癖」の認知のために，歯のイラストのシール（**図1～3**・本書の表紙裏に添付）と，認知行動療法のパンフレット（次ページ．読者の皆様の医院でコピーして使用下さい）を一緒に患者さんに渡す．これはリラックスしていただくことが目的である．このかわいいシールを渡されると，ほとんどの患者さんは「ふっ」とほほ笑む．

　歯を接触させやすい状況の時・場所で，目につきやすいところ（たとえば，携帯電話・パソコン　台所の目に付く場所，運転中によく目が行くダッシュボードのところ，テレビなど）に張っていただく．

**図1～3**　シールの歯の顔が目に入ったら，「食いしばっていないか？」「歯を接触させていないか？」を確認してもらう．今回紹介したこのシールは市販されている．問合先は，㈱リュリュ　Tel. 0797 - 32 - 5161

## 食いしばり・歯の接触癖の認知

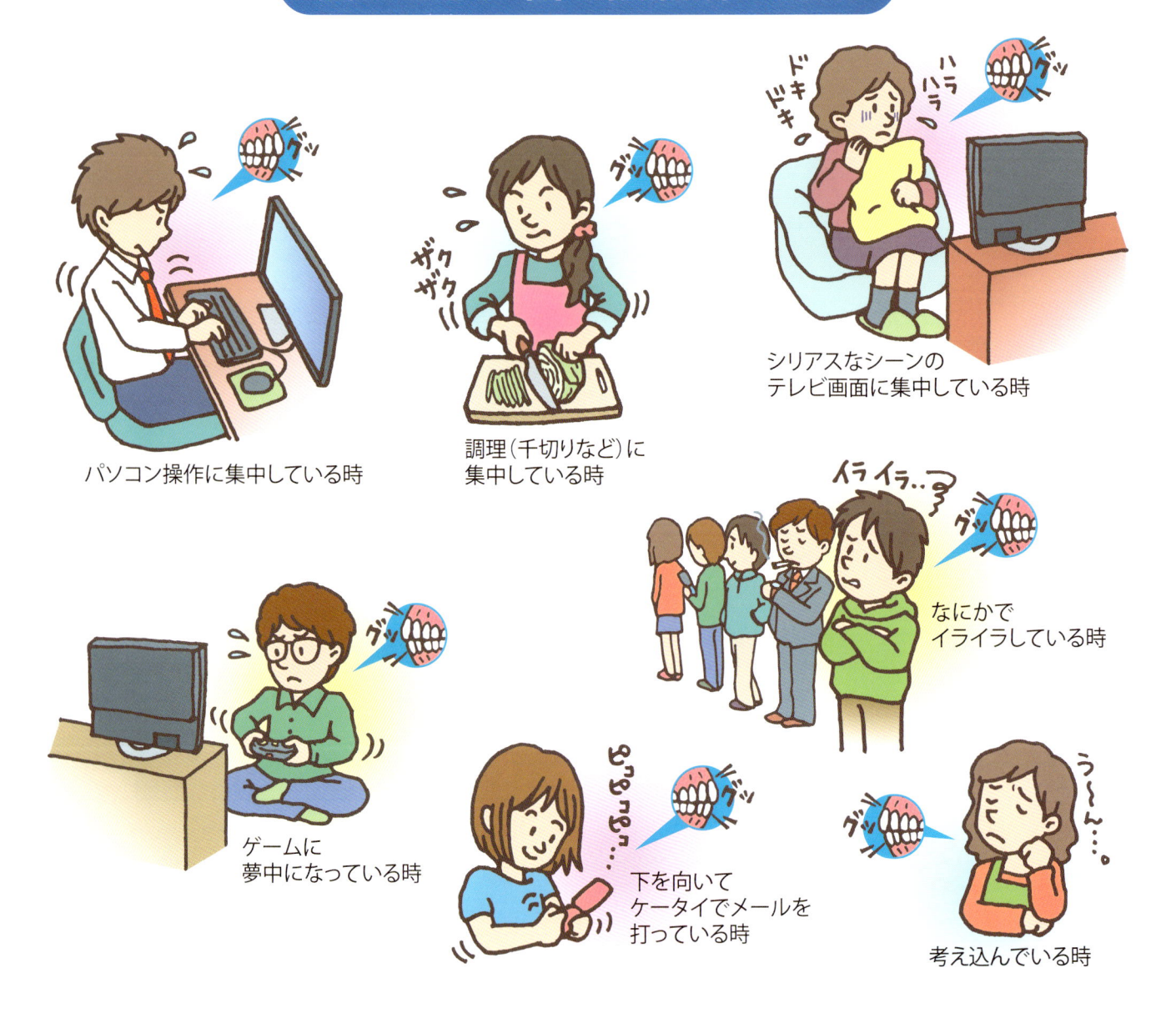

パソコン操作に集中している時

調理（千切りなど）に集中している時

シリアスなシーンのテレビ画面に集中している時

ゲームに夢中になっている時

下を向いてケータイでメールを打っている時

なにかでイライラしている時

考え込んでいる時

### 普段から唇は閉じても奥歯は強く食いしばらず、歯と歯を接触させないでアゴをリラックスしてください。

日常の動作で、気がつかずに食いしばっていることがあります。歯を接触させるだけでも歯・筋肉・舌など組織は疲労します。例えば、パソコンモニターや携帯に集中している時。仕事に集中している時。何気ない時でも食いしばっていたりします。また、精神的ストレスは食いしばりを増長させるといわれています。日中の食いしばり対策は、まず自分で気づくこと（認知すること）です。時々意識して食いしばっていないか確認してみてください。もし気づいたら顎の力を抜いて、上下の歯と歯を離してください。ついでに肩の力も抜いてストレッチしてください。睡眠中の食いしばりや歯ぎしりは起きている時（意識下）の最大約6倍の力で食いしばるという研究結果があります。それも、精神的ストレスにより増長することが確認されています。寝る前には深刻な考え事はやめ、顎の筋肉をリラックスさせ、熟睡した質の良い睡眠となるよう心がけてみてください。常日頃から「食べる・飲み込む・話す」以外は歯を合わせない！顎をリラックスさせて過ごしましょう。

さわる咬合，さわらない咬合

2013年2月10日　第1版第1刷発行
2016年1月15日　第1版第2刷発行


著　　　者　今井俊広／今井真弓

発　行　人　佐々木　一高

発　行　所　クインテッセンス出版株式会社
　　　　　　東京都文京区本郷3丁目2番6号　〒113-0033
　　　　　　クイントハウスビル　電話(03)5842-2270(代表)
　　　　　　　　　　　　　　　　　　(03)5842-2272(営業部)
　　　　　　　　　　　　　　　　　　(03)5842-2279(書籍編集部)
　　　　　　web page address　http://www.quint-j.co.jp/

印刷・製本　サン美術印刷株式会社

Ⓒ2013　クインテッセンス出版株式会社　　　　禁無断転載・複写
Printed in Japan　　　　　　　　　　　　落丁本・乱丁本はお取り替えします
　　　　　　　　　　　　　　　　ISBN978-4-7812-0304-1　C3047
定価はカバーに表示してあります